Die Radiologische Klinik

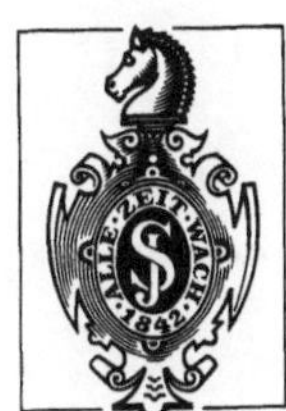

Peter Reindl

Die transrektale transversale Sonographie der Prostata

Mit 121 Abbildungen

Springer-Verlag
Berlin Heidelberg New York Tokyo 1984

Dr. med. PETER REINDL
Chefarzt des Radiologischen Instituts
des Hauptkrankenhauses Deggendorf
Perlasberger Str. 41
D-8360 Deggendorf

CIP-Kurztitelaufnahme der Deutschen Bibliothek
Reindl, Peter:
Die transrektale transversale Sonographie der
Prostata / Peter Reindl. – Berlin ; Heidelberg ;
New York ; Tokyo : Springer, 1984.
(Die radiologische Klinik)

ISBN-13:978-3-540-11888-6 e-ISBN-13:978-3-642-68791-4
DOI: 10.1007/978-3-642-68791-4

2121/3130-543210

Vorwort

Die Bilddarstellung der Prostata mittels transrektaler, transversaler Sonographie und die sich daraus ergebende klinische Relevanz wurde erstmals in Japan erarbeitet. Während TAKAHASHI und OUCHI 1964 über die prinzipielle Methodik berichteten, konnte WATANABE 1967 erste klinische Ergebnisse zeigen. Von ihm gingen auch in den folgenden Jahren wesentliche Impulse in der Weiterentwicklung dieser Untersuchungsmethode aus, die dann in Europa und Amerika u.a. überwiegend von HOLM, DENIS, SCHRÖDER, FRENTZEL-BEYME sowie von RESNIK und KING aufgegriffen wurden. Zahlreiche Veröffentlichungen zur Pathologie der Prostata bekundeten das Interesse an der Diagnostik dieses Organs. Die Häufigkeit der malignen Erkrankung der Prostata erklärt das Bemühen, die bereits etablierten klinischen Methoden durch eine zusätzliche Methode zu ergänzen. Durch die Einführung der Grauwertskala in der transrektalen Sonographie wurde eine deutliche Verbesserung der Bildqualität und somit der diagnostischen Aussagen erreicht. Die Beiträge in dem 1981 erschienenen Buch von WATANABE, HOLMES, HOLM und GOLDBERG belegen dies.

Das vorliegende Buch entstand in der Absicht, einen zusammenfassenden Überblick über den Stand der transrektalen, transversalen Diagnostik zu geben, die sowohl im Rahmen der Vorsorge als auch des Stagings und des Verlaufs der Prostataerkrankungen inzwischen mehr und mehr Anwendung findet. Die Erfahrungen, die in diesem Buch zusammengefaßt wurden, konnten nur im intensiven interdisziplinären Gespräch zustande kommen.

Unter diesem Aspekt möchte ich besonders dem Leiter der Urologischen Abteilung im Hauptkrankenhaus Deggendorf, Herrn Professor Dr. P. CARL für die gute Zusammenarbeit und die vielen konstruktiven Diskussionen danken. Mein besonderer Dank gilt auch Herrn Professor Dr. A. BREIT, der gerade unter strahlentherapeutischen Gesichtspunkten Impulse gab.

Den vielen Kollegen und Mitarbeitern unserer Klinik sei besonders gedankt. Stellvertretend nennen möchte ich Herrn Oberarzt Dr. REUSS, Dr. IBELSHÄUSER, Dr. K. WINGLER,

Dr. J. FRÜCHTL, Frau KAPPL, Herrn BAUMGARTNER und Herrn SCHILLER. Weiter gilt mein Dank den vorwiegend strahlentherapeutisch tätigen Kollegen Herrn Dr. A. ATZINGER vom Städtischen Krankenhaus Passau sowie Herrn Dr. v. ROTTKAY vom Städtischen Krankenhaus Landshut. Mein Dank gilt auch Herrn PD Dr. PÖPPL sowie Herrn ENGLMEIER vom Institut für Med. Informatik u. Systemforschung, Neuherberg, für die rechnerunterstützte Bildverarbeitung der Sonogramme. Herrn Dr. RÖDL von der Univ. Klinik Erlangen danke ich für die Überlassung des Bildmaterials bezüglich der Kernspintomographie.

Nicht zuletzt gilt mein Dank Herrn W. SCHWETZ für die graphischen Entwürfe sowie den Mitarbeitern des Springer Verlags für die Durchführung der Buchgestaltung.

Deggendorf, Januar 1984 Dr. PETER REINDL

Inhaltsverzeichnis

Verwendete gebräuchliche Abkürzungen

CUG – Zysturethrogramm
IUG – Infusionsurogramm
TUR – Transurethrale Resektion
CT – Computertomographie
NMR – Nuclear magnetic resonance
TPS – Transrektale Prostatasonographie
SB – Samenblasen
BPH – Benigne Prostatahyperplasie
PC – Prostatakarzinom
K – Kapsel

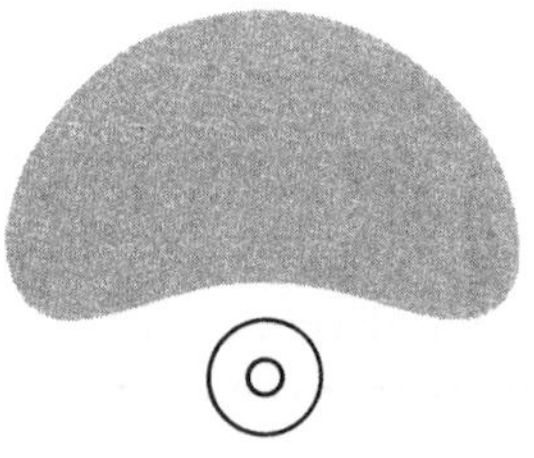

Die normale Prostata. Grundschema in den verwendeten Skizzen

1 Einleitung

Die Blasenentleerungsstörung und das Prostatakarzinom stehen in der Motivation zur Prostatadiagnostik an erster Stelle. Inwieweit das zweite mit die Ursache des ersten ist, mag für die Beseitigung der Störung zunächst zweitrangig sein. Zu diesen Erkrankungen des vornehmlich älteren Patienten kommen die auch den jüngeren Patienten betreffenden entzündlichen Erkrankungen des Organs einschließlich der Samenblasen.

Die benigne Prostatahyperplasie (BPH) ist eine nahezu physiologische Organveränderung und erst mit vorliegender Miktionsstörung klinisch relevant und in aller Regel zu behandeln.

In zahlenmäßig reduzierter, jedoch ähnlich regelmäßiger Weise wie die generelle Vergrößerung des Organs findet sich beim älteren Patienten eine maligne Erkrankung der Prostata. Das Prostatakarzinom ist der häufigste Tumor des Patienten über 50 Jahre mit einem Altersgipfel in der 7. und 8. Lebensdekade. Zwischen Lebenserwartung und klinischem Stadium zum Zeitpunkt der Diagnose besteht ein enger Zusammenhang [17]. Auf die Vorsorge ist deshalb ein besonderes Gewicht zu legen.

Die Diagnostik der Prostata ganz allgemein betrifft die Erfassung der Größe des Organs und der Morphologie sowie die Diagnostik der unmittelbaren Umgebung. Dies bestimmt auch die verschiedenen Untersuchungsmethoden und deren Einteilung in indirekte und direkte Verfahren (Tabelle 1).

Tabelle 1. Methoden der Prostatadiagnostik

Direkte Verfahren		
Laborchemie	Sonographie	Computertomographie
Palpation	- Suprapubisch	
Histologie und Zytologie	- Transrektal	Nuclear Magnetic Resonance
- Stanze (transperineal)	Transversal	Prostatographie
Ultraschallgezielt	Longitudinal	Vesikulographie
- Aspiration (transrektal)	- Transurethral	
- Transurethrale Resektion		
Indirekte Verfahren		
Infusionsurogramm		
Urethrozystogramm		

Auf laborchemische Methoden mit Bestimmung der sauren Prostataphosphatasen (immunhistochemisch oder radioimmunologisch) soll hier nicht weiter eingegangen werden.

Die *rektale Palpation* ist nach wie vor die einfachste und für den erfahrenen Untersucher die primär effektivste Untersuchungsmethode, wenn es um die dorsale, sich an das Rektum angrenzende Zirkumferenz geht. Die Größe des Organs läßt sich jedoch nach kranial nicht immer abgrenzen. Eine weitere Einschränkung erfährt die Palpation auch dadurch, daß ein Frühbefund nur in 25% der Fälle mit einer erkennbaren Induration einhergeht. Zudem ergibt die digitale Untersuchung in 40% der Fälle ein Understaging, und medial sowie ventral gelegene Befunde lassen sich nicht tasten [7, 18, 42].

Andererseits stellt der Tastbefund wiederum die Basis für die verschiedenen Biopsieverfahren dar, auf deren unbestrittenen Wert hier nicht weiter eingegangen werden soll. Zu diesen bereits klassischen Verfahren der zyto- bzw.

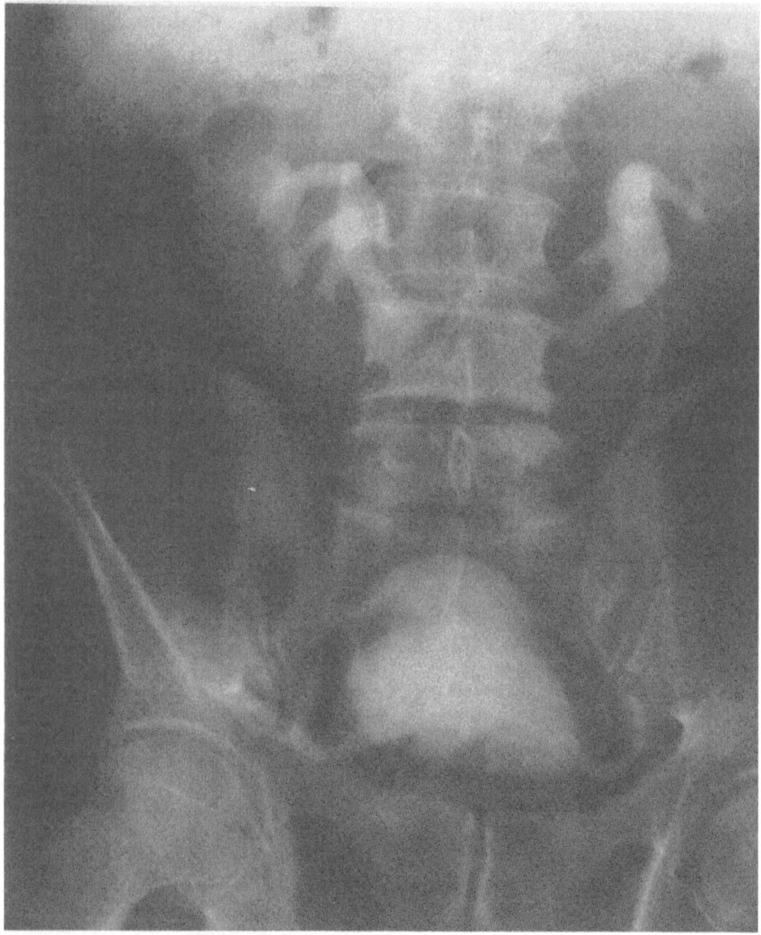

Abb. 1. IUG bei Prostatahypertrophie (Hufeisenniere)

histologischen Diagnostik kommt in Zukunft auch die mittels transrektalem Schallbild gesteuerte transperineale Biopsie.

Das *Infusionsurogramm* mit abschließender Aufnahme nach Miktion hat als indirekte Methode erst ab einer bestimmten Organgröße bzw. einem bestimmten Tumorstadium Bedeutung, wenn es zu Beeinträchtigungen des Harnabflusses und Veränderungen am Blasenboden gekommen ist (Abb. 1). Dasselbe gilt, was die Veränderung oder Verlagerung des Blasenbodens betrifft, auch für das *Urethrozystogramm*. Zusätzlich jedoch gibt es Aufschluß über Lumenveränderungen der Harnröhre (Abb. 2a).

Die Vesikulographie wird praktisch nicht angewandt [46]. Der Prostatographie im Rahmen der direkten Prostatalymphographie kann bei geeigneten Kontrastmitteln eine Bedeutung zukommen [1] (Abb. 2b).

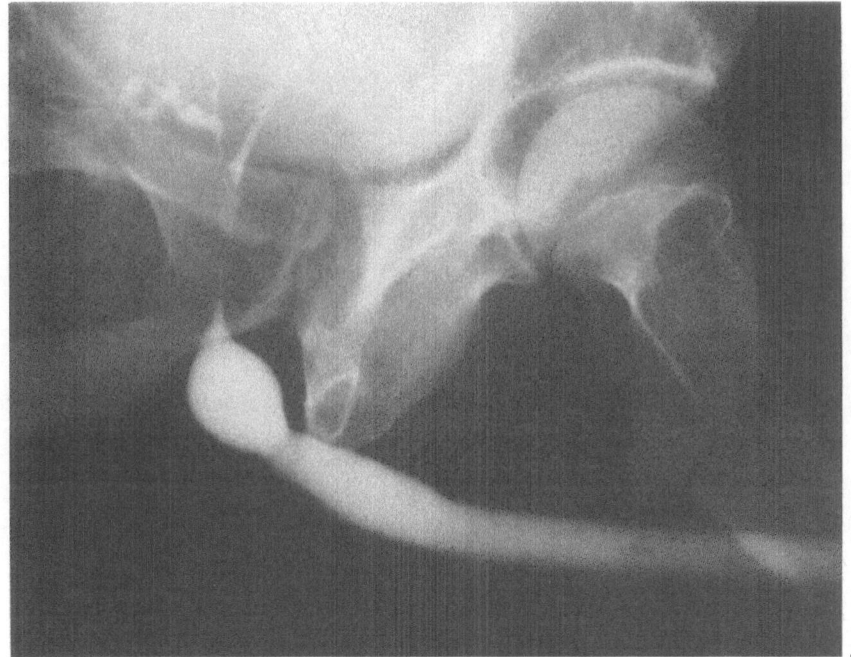

a

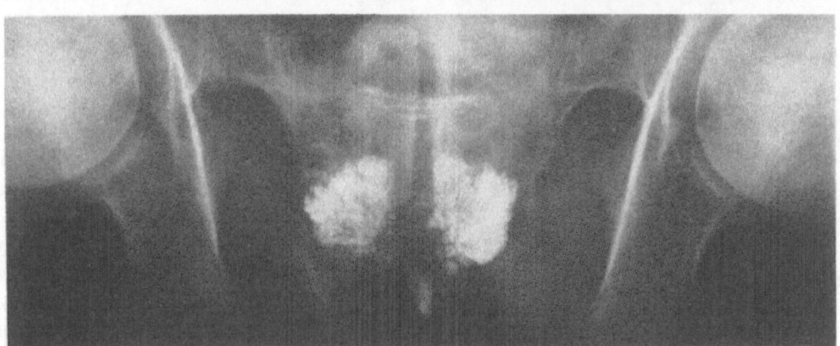

b

Abb. 2. a CUG mit angehobenem Blasenboden und Harnröhrenstriktur. **b** Prostatographie bei direkter Prostatalymphographie

Aufgrund der exakten Bilder der Querschnittsanatomie mit hoher Auflösung kommt der *Computertomographie* (CT) in der Darstellung der einzelnen Organe und ihrer Topographie vorrangige Bedeutung zu. Was die Prostata und Samenblasen betrifft, läßt sich die jeweilige Organgröße und Berandung gut abgrenzen (Abb. 3), wobei allerdings mit Ausnahme von Konkrementen in der Prostata eine weitere Differenzierung der Binnenstruktur nicht möglich ist. Allerdings ist der Winkel zwischen Blase und Samenblasen (ggf. auch durch Seitlagerung) gut zu differenzieren. Dadurch liegt bei Verkleinerung desselben ein wichtiges Indiz für ein organüberschreitendes Wachstum vor [57]. Somit sind Aussagen zum Prostatakarzinom erst ab einem Stadium C möglich. Eine größere Rolle spielt die CT für die Bestrahlungsplanung bei der Strahlentherapie des Prostatakarzinoms.

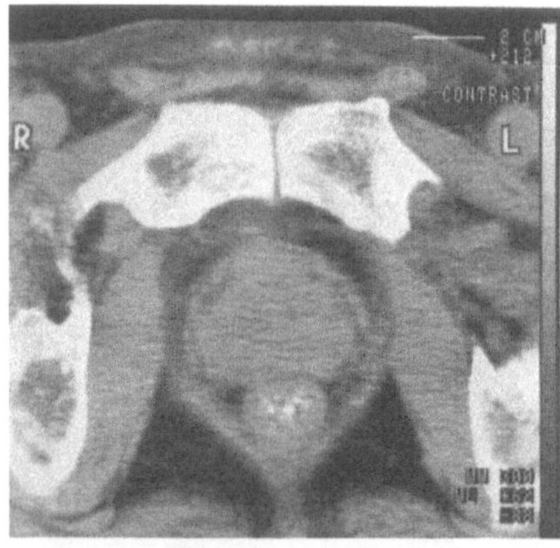

Abb. 3. CT des kleinen Beckens. Die Prostata sowie das Rektum und periprostatische Gewebe sind gut abgrenzbar

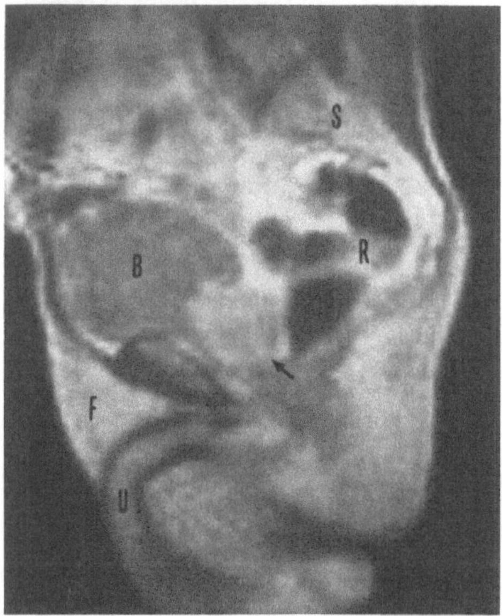

Abb. 4. NMR der Prostataregion. Medianer Sagittalschnitt durch das kleine Becken: Die vergrößerte Prostata (↑) wölbt sich hell kontrastiert gegen die graue Blase *(B)* vor. Gut abgrenzbar grau die Symphyse. Hell das suprasymphysäre Fett *(F)*. Deutlich abgegrenzt auch die Urethra *(U)*, das präsakrale Rektum *(R)* und das Os sacrum selbst *(S)*. (Freundlicherweise überlassen von Herrn Dr. Rödl, Universitätsklinik Erlangen)

Der Stellenwert der *Kernspintomographie* oder „nuclear magnetic resonance“ (NMR) bedarf noch kritischer Untersuchungen. Die NMR wird jedoch in Zukunft ein fester Bestandteil der morphologischen Diagnostik sein (Abb. 4).

Die *sonographischen Untersuchungsmethoden* sind bestimmt vom technischen Equipment und unterscheiden sich in ihrer Applikationsform grundsätzlich. Es stehen sich die im Rahmen der allgemeinen transabdominellen Sonographie angewandte suprapubische Methode und die intrakavitäre Sonographie (transurethral und transrektal) gegenüber. Der Nachweis von Organvergrößerungen sowie gewisse Differenzierungen der Binnenstruktur sind mit der suprapubischen Sonographie gut erfaßbar. Vorteile zeigt sie in longitudinaler Schallrichtung durch eine gute Darstellung des Blasenbodens, vornehmlich unter dem Gesichtspunkt des Stagings [12] (Abb. 5). Eine völlige Abgrenzung des Organs wird jedoch durch das Schambein häufig erschwert [56]. Störende Knochenüberlagerungen treten bei der intrakavitären Sonographie nicht auf. Die transurethrale Methode würde an sich eine ideale Voraussetzung für die direkte Organabbildung darstellen. Die Transducergröße jedoch ist zwangsläufig limitiert und ergibt derzeit noch keine der transrektalen Sonographie vergleichbare Bildqualität, obgleich die Aussagen über Prostatagröße und Organbegrenzung gut sind [22, 33] (Abb. 6).

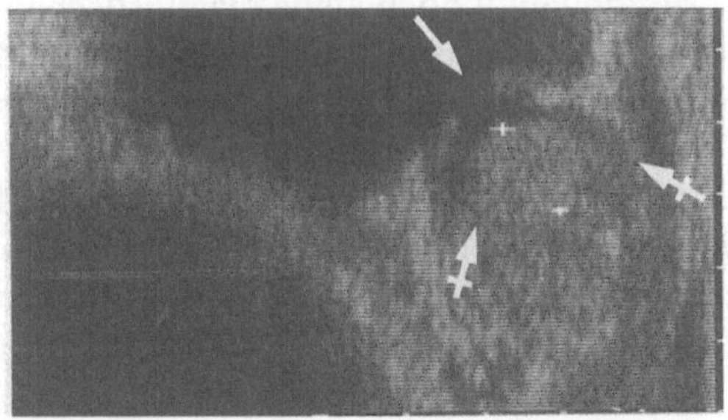

Abb. 5. Suprapubische Sonographie: Blasenhalsregion (†) gut abgrenzbar; vergrößerte Innendrüse (‡)

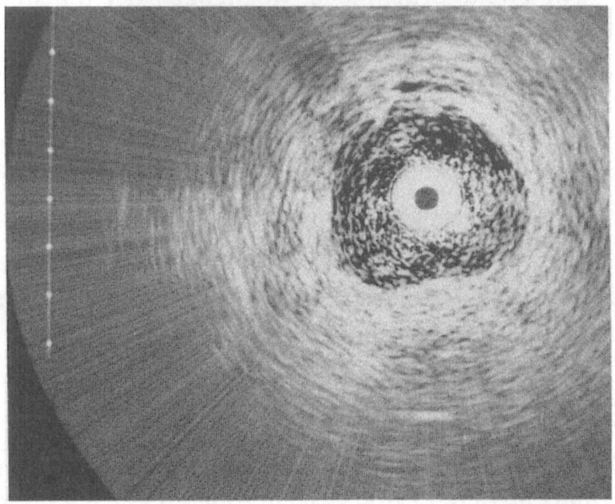

Abb. 6. Transurethrales Sonogramm der Prostata

2 Technik der transrektalen Sonographie

2.1 Entwicklung

Die Entwicklung der intrakavitären Sonographie im urologischen Bereich fand ihren Anfang im Jahre 1957, als Wild u. Reid erstmals über einen transrektalen Scanner zur Erfassung lokaler Veränderungen des Rektums berichteten [85]. Wenn auch damit noch keine Darstellung der Prostata möglich war, wurde doch der grundlegende Gedanke für die weitere Entwicklung festgelegt. Ähnlich wie in anderen Organbereichen fand die Entwicklung der speziellen Diagnostik zunächst im A-Mode ihren Niederschlag durch Untersuchungen von Takahashi u. Ouchi und Gotoh u. Nishi [24, 73]. Die ersten Querschnittsbilder der Prostata zeigten 1964 Takahashi u. Ouchi, jedoch erlaubten sie aufgrund der Bildqualität noch keine diagnostischen Aussagen [80]. 1967 gelang Watanabe eine erste befriedigende Darstellung des Organs bei prinzipiell gleichem Scanmodus, jedoch unter Verwendung verbesserter elektronischer Hilfsmittel [79]. Von diesem Zeitpunkt an fand diese Diagnostik mit geringfügigen Modifikationen unter anderem durch Watanabe, King, Resnik, Denis, Holm u. Harada Anwendung [11, 25, 33, 40, 66, 78]. Während sich in der Methodik der Bilderzeugung durch Rotation eines transrektal eingeführten Schallkopfes wenig geändert hat, erfuhr die Bilddarstellung durch Anwendung der Grauwertskala eine wesentliche Verbesserung [25].

Die zweite prinzipielle Möglichkeit der transrektalen Sonographie mittels longitudinalem Linearscan wurde ausführlich von Sekine (1982) beschrieben [72], wobei er auf die Vor- und Nachteile dieser Methode einging. Die Vorteile liegen in einer besseren Beurteilung der Blasenhalsregion und prostatischen Harnröhre, Nachteile zeigen sich v.a. in der Erfassung der seitlichen Abgrenzung, wodurch die Erfassung organüberschreitender Befunde erschwert wird [71].

2.2 Aktuelle Technik der transversalen transrektalen Ultrasonotomographie

2.2.1 Gerät

Die Untersuchung erfolgt mit einer gassterilisierbaren Sonde (Durchmesser 12 mm), an deren Ende sich ein rotierender, 3,5- oder 5-MHz-Transducer befindet, der von einer Plexiglasschutzkappe umgeben ist (bei unseren Untersuchungen 5 MHz, maximal 10 U/s, Aloka) (Abb. 7a). Die Untersuchungssonde kann auf einem Stativ befestigt werden, an dem wiederum eine Millimeterskala die Verschiebung der Sonde in Längsrichtung meßbar festhält (Abb. 7b). Der Motor für die Rotation des Schallkopfes befindet sich in einem stab- oder pistolenförmigen Griff. Die Rotationsbewegung des Schallkopfes mit variabler Umdrehungszahl ist kontinuierlich oder kann per Hand ausgelöst werden.

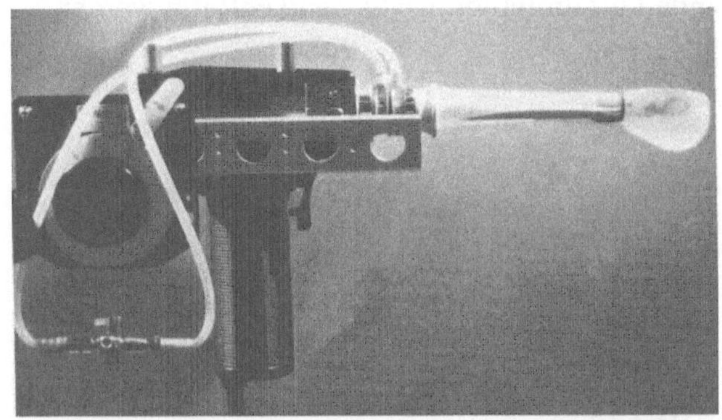
a

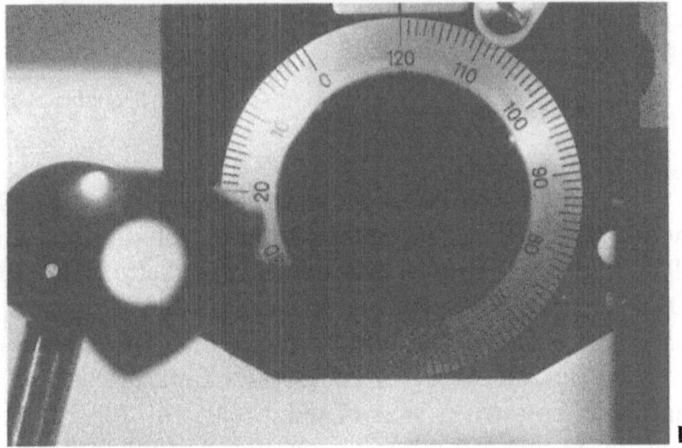

b

Abb. 7. a Transrektale Schallsonde. **b** Meßskala am Sondenstativ

2.2.2 Patientenbelastung

Da es sich bei den Patienten in der Regel um ältere Menschen handelt, steht die Frage nach der Belastung naturgemäß mehr im Vordergrund. Durch die vorher durchgeführte, eingehende Palpation kann beim Einführen der Sonde auf eine verstärkt in das Rektum sich vorwölbende Prostata bzw. schmerzhafte Organe Rücksicht genommen werden. Die Sonde wird dann mehr an der hinteren Exkavation entlang eingeführt, was durch die Sondengröße, die unter der eines Rektoskops liegt, leicht möglich ist [61, 63]. Die einfache Lagerung in Rechts- oder Linksseitenlage bedingt keine Komplikationen. Die Untersuchung selbst dauert 6–8 min.

2.2.3 Untersuchungsvorgang

Eine spezielle Vorbereitung des Patienten ist nicht erforderlich. Eine volle Rektumampulle kann die Bildqualität stören. Eine gefüllte Blase erleichtert die Abgrenzung des Organs und verbessert die Beurteilung in Blasenhalshöhe. Die Sonde wird mit einem wassergefüllten Ballon umgeben (50–80 ml) (Abb. 8), um dadurch eine entsprechende Wasservorlaufstrecke zu erhalten. Durch eine Wasserzufuhr an der Sonde mit entsprechendem Schlauchansatz kann die störende Luft im Ballon weitgehend entfernt werden.

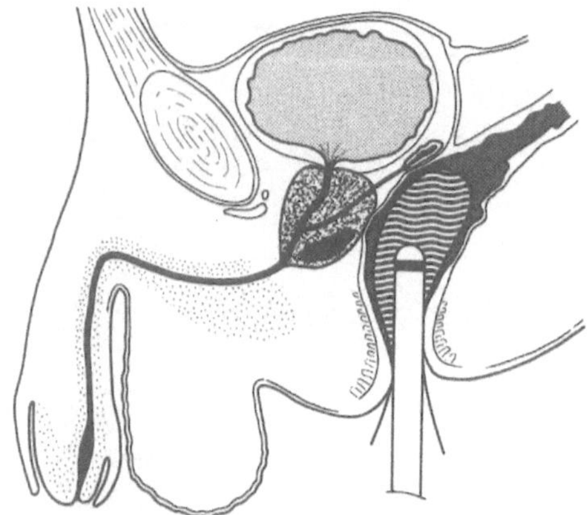

Abb. 8. Sonde mit Ballon im Rektum. (Aus Brooman et al. [6])

Bei Untersuchung in Steinschnittlage führt die nicht immer völlig zu entfernende Restluft im Ballon zu störender Schalleitung und damit zu unzureichender Organdarstellung. Watanabe entwickelte daher einen speziellen Stuhl mit Öffnung in der Sitzfläche. Eventuell noch störende Luft bleibt lediglich am oberen Ballonende und hat somit keinen Einfluß auf die Untersuchung [81].

Wir untersuchen in Rechts- oder Linksseitenlage des Patienten. Noch vorhandene Luft wirkt sich in der Mehrzahl der Untersuchungen nicht störend aus, da sie sich nur am rektumnahen, seitlichen Prostataabschnitt darstellt, was durch eine leichte Verschiebung der Sonde geändert werden kann. Allerdings kann in Einzelfällen ein nochmaliges Entfernen der Sonde und ein erneutes Auffüllen des Ballons notwendig sein.

Nach Einführen der Sonde erfolgt die Erzeugung der Querschnittsbilder bei einer mittleren Umdrehungszahl. Die Sonde wird ca. einen Zentimeter vor der ventralen Rektumwand lokalisiert, da sich dabei der beste Abbildungsabstand bezogen auf die Fokussierung des Schallkopfes ergibt (Abb. 9). Diese Forderung kann jedoch nicht immer erfüllt werden. Eine zu nahe Plazierung der Sonde an die Prostata kann eine, wenn auch geringe Deformierung des Organs bewirken. Daß eine nach Watanabe zu weit dorsal im Rektum lokalisierte Sonde störende Reflexionen von der Rektumwand erzeugen kann, wurde von uns ebenfalls beobachtet [81]. Die optimale Bildeinstellung erfolgt (in Abhän-

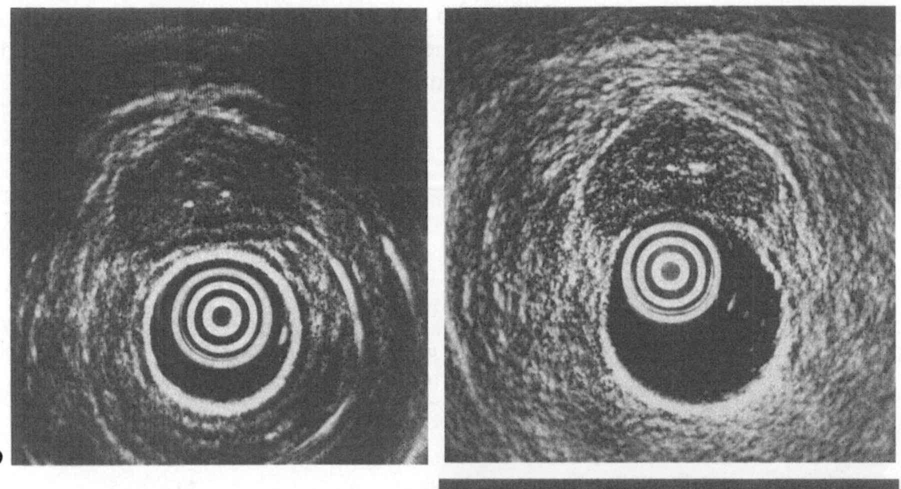

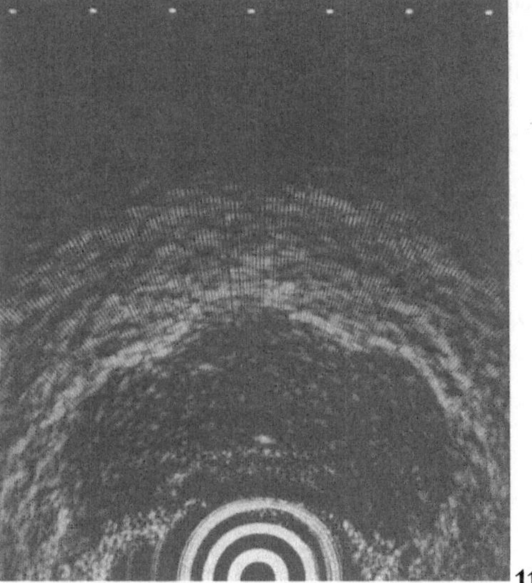

Abb. 9. Normale Plazierung der Sonde, ca. 1 cm von der ventralen Rektumwand entfernt

Abb. 10. Gute Organdarstellung mit Differenzierung aller 3 Parameter (Form, Struktur, Kapsel)

Abb. 11. Scaneinstellung vorwiegend zur Kapseldarstellung. Nur angedeutete Binnenstruktur. Maßstab am oberen Bildrand (Entfernung zweier Punkte = 1 cm)

gigkeit von der Darstellung des interessierenden Bezirkes) durch eine entsprechende Wahl der Nah- und Fernverstärkung. Eine mittlere Einstellung bewirkt eine entsprechende, gleichmäßig über das Organ verteilte Echointensität und erlaubt somit zumindest für den Ausgangsbefund bzw. als Übersichtsbild eine gute Orientierung (Abb. 10). Spezielle Darstellungen, vornehmlich den Kapselbereich betreffend, können durch Zuschalten des Rejektionsmodes erreicht werden (Abb. 11). Die Dokumentation erfolgt auf Sofortbildern oder 35-mm-Film, wobei ein Blaufilter vor dem Oszilloskopschirm eine bessere Definierung und bildmäßige Erfassung der Grauwerte erlaubt. Die Größe des Organs, d. h. der sagittale (anterior-posterior) sowie der transversale (rechts-links) Durchmesser bzw. bestimmte interessierende Areale, können ausgemessen werden. Die dritte Meßgröße in der Achse der Schallsonde (longitudinal) wird durch die Meßskala am Sondenstativ erfaßt (Abb. 7b). Die Schnittbilder werden in der Regel im Abstand von 0,5 cm angefertigt, wobei die jeweilige Schnitthöhe am Bild notiert wird, um eine bessere Zuordnung etwaiger Befunde zum Palpationsbefund zu ermöglichen (Abb. 12).

Name: ________________ **geb.:** ________ **Alter:** ____

Prostatamaße (mm)
(Bestimmung an 308 Patienten)

Alter	AP (sagittal)	RL (transversal)	LD (longitudinal)
50–59 n=68	25+/−6	47+/−7	29+/−6
60–69 n=113	29+/−8	49+/−9	33+/−8
70–79 n=98	30+/−9	51+/−8	34+/−10
80–89 n=29	37+/−12	57+/−13	40+/−13

Operation: ja/nein

Volumen: ________________ **Gewicht:** ________

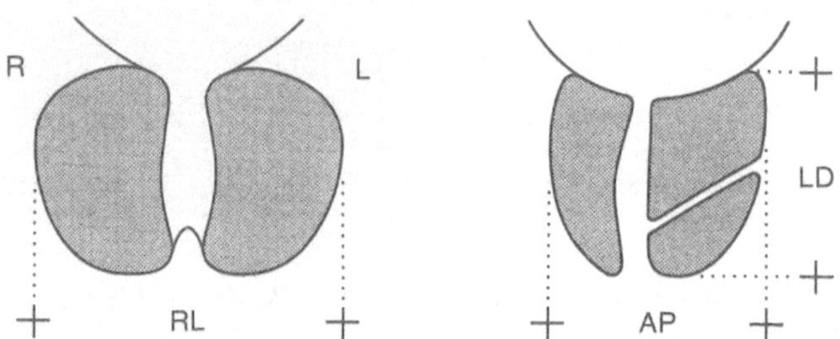

Abb. 12. Dokumentationsblatt mit altersabhängiger Organgröße

2.2.4 Bildqualität und Artefakte

Eine optimale Darstellung der einzelnen diagnostischen Parameter der Prostata (Binnenstruktur, Form, Kapsel) (Abb. 10) kann aufgrund der unterschiedlichen Reflexzonen nicht immer gleich gut im Bildumfang enthalten sein, so daß Veränderungen der bilderzeugenden Faktoren erforderlich sind. Auf diese Weise sind ggf. zusätzliche Bilder zu den normalerweise durchgeführten Aufnahmen notwendig, so daß man auf eine durchschnittliche Zahl von 10 Bildern kommt, wenn die Samenblasen mit dokumentiert werden. In das jeweilige Bild eingeblendet sollte der Abbildungsmaßstab sein, vornehmlich, wenn Volumenbestimmungen eine Planimetrie notwendig machen, soweit keine automatische Flächenberechnung möglich ist.

Bei der Ursache der Artefakte ist zwischen patienten- und gerätebedingten Faktoren zu unterscheiden. Von seiten des Patienten sind die Möglichkeiten gering und betreffen eigentlich nur eine verstärkte Verschmutzung der Ampulle. Dadurch können sich unzureichende Abbildungen bezüglich der Abgrenzung des Organs ergeben (Abb. 13 a, b).

Die überwiegende Anzahl möglicher störender Faktoren ist analog den sonstigen sonographischen Gesetzmäßigkeiten gerätebedingt oder betrifft Fehleinstellungen der bilderzeugenden Faktoren.

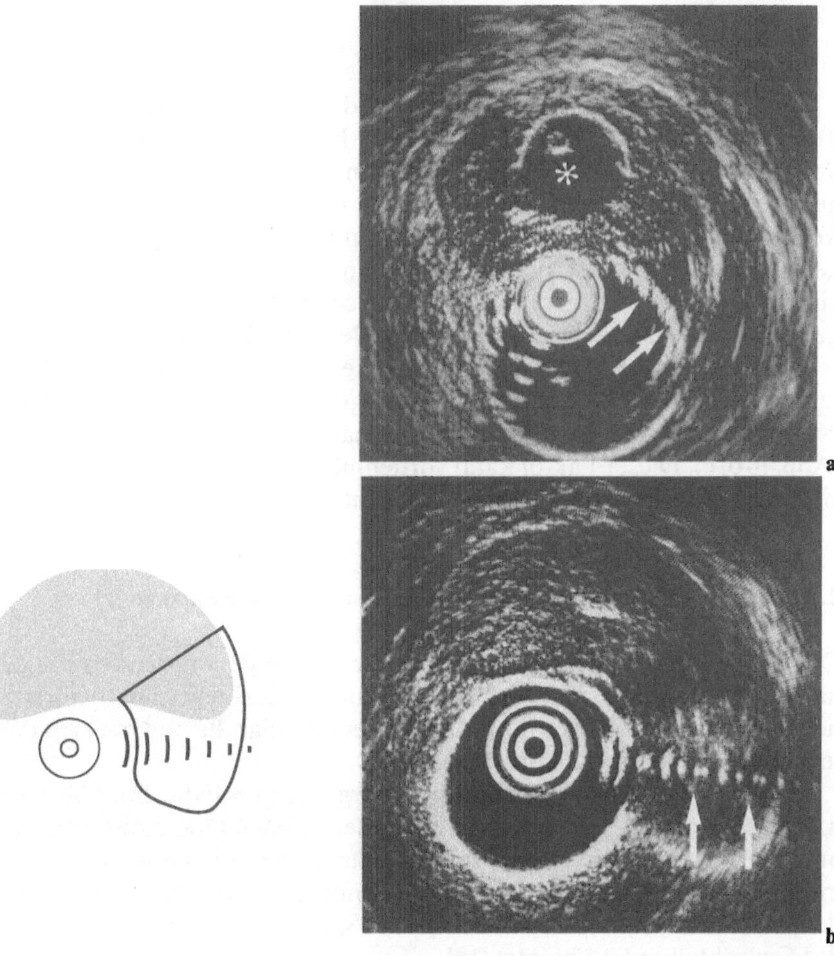

Abb. 13. a Verschmutzung der Rektumwand links (↑). Dadurch linker Kapselrand schlecht abgrenzbar. Echofreie, scharf begrenzte Zone durch Ballonkatheter (*). **b** Schlechte Abgrenzung der linken Prostatakapsel (s. Skizze) durch Verschmutzung im Rektum, zusätzlich große Luftblase (↑)

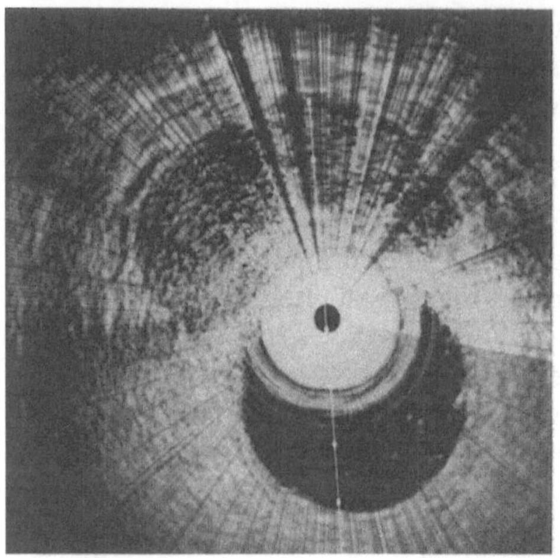

Abb. 14. Sektorieller Bildausfall durch Verunreinigung am Schallkopf

Schmale, sektorielle Ausfälle im Bild sind meist durch einen Defekt am Transducer bedingt. Ähnliche Artefakte können auch von Verunreinigungen am Schallkopf herrühren (Abb. 14). Wenn das Bild am Oszilloskop nicht „eingefroren" werden kann, kommt es, wenn die Umdrehung des Schallkopfes im Verhältnis zur Belichtungszeit zu langsam ist, zu segmentalen Unterbelichtungen. Fallen sie in das Organ selbst, so können sie im normal belichteten Teil eine scheinbare Echoverstärkung vortäuschen (Abb. 15 a). Im Extremfall erzeugen Unterbelichtungen nahezu segmentale Ausfälle (Abb. 15 b).

Eine zu geringe Wasservorlaufstrecke und falsche Wahl der Nahverstärkung bedingen eine schlechte Organabgrenzung (Abb. 16 a). Bei zu geringer Nahverstärkung lassen sich die rektumnahen Organstrukturen nicht erfassen (Abb. 16 b, c). Dieser Faktor kann vornehmlich im Zusammenhang mit der Karzinomdiagnostik zu beträchtlichen Fehlinterpretationen führen.

2.2.5 Größen-, Volumen- und Gewichtsbestimmung (Sonometrie)

Die Größenbestimmung der Prostata war primär dem tastenden Finger vorbehalten. Jedoch bestehen auch bei erfahrenen Untersuchern palpatorisch erhebliche Diskrepanzen in der Bestimmung der Organgröße und der sich daraus ableitenden Gewichtsschätzung [7, 28, 78].

Da die Wahl des therapeutischen Vorgehens im Falle einer Verkleinerung, d. h. transurethralen Resektion (TUR) oder offenen Operation, von der Größe und damit vom Gewicht des Organs abhängt, steht die Festlegung dieses Parameters im Vordergrund. Die offene Adenomektomie sollte durchgeführt werden, wenn der Abstand Blasenauslaß – Sphincter externus unter 3–5 cm und das Gewicht über 50 g beträgt [18].

Hyperplasien bis zu einem Resektionsgewicht von 50 g lassen sich palpatorisch beurteilen [47]. Das CUG, aber v. a. die Endoskopie, kann die Länge der

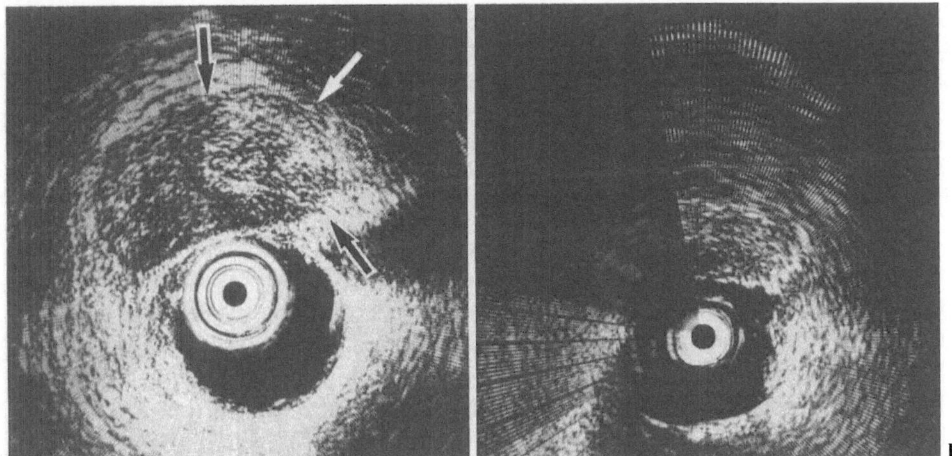

a b

Abb. 15. **a** Scheinbare Echoverstärkung im linken Lappen (↑↑) durch segmental längere Belichtung bedingt. **b** Segmentaler Ausfall durch Unterbelichtung

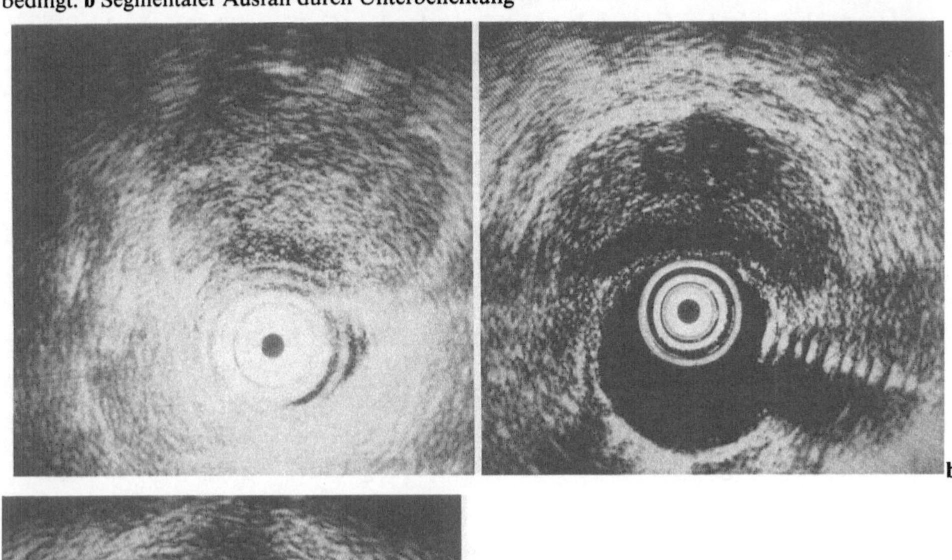

a b

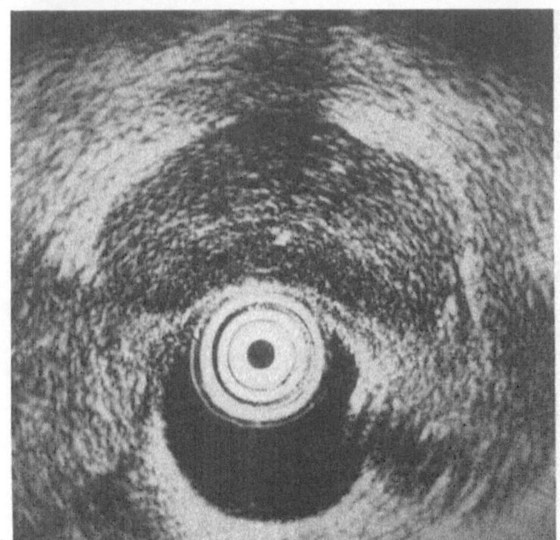

c

Abb. 16. **a** Wassermenge im Ballon zu gering. Zusätzlich zu hohe Nahverstärkung. **b** Nahverstärkung zu gering, dadurch rektale Organzirkumferenz „echofrei". **c** Nach Korrektur normale sonographische Struktur

prostatischen Harnröhre (Distanz Colliculus – Orificium internum) festlegen. Durch die Formveränderung des Blasenbodens im CUG ergeben sich Hinweise auf ein mehr endourethrales bzw. endovesikales Wachstum des Adenoms.

Diese einzelnen Untersuchungen haben ihren festen Stellenwert. Insofern geschieht die Erwähnung der uneingeschränkt angewandten Verfahren der Vollständigkeit halber. Die bekannten diagnostischen Lücken gilt es mittels neuer Verfahren zu verkleinern.

Sonometrische Größenbestimmungen des Organs können sowohl suprapubisch wie transrektal vorgenommen werden und sind bei einem entsprechenden modernen technischen Equipment selbstverständliche Ergebnisse, da sagittaler (AP) und transversaler (RL) Durchmesser immer auf den jeweiligen Schnitten meßbar sind. Während bei der transabdominalen Untersuchung der Längsdurchmesser (LD) ebenfalls am Monitor bestimmt werden kann, muß beim transrektalen Vorgehen dieser Parameter an der Meßskala abgelesen werden (s. S. 7). Er wird bestimmt im Basisbereich der Prostata durch die Blasenhalsregion und apikal durch das Erscheinen des Blasenbodens, der aufgrund der Harnröhre mit den Glandulae bulbourethrales (Cowper-Drüsen) erkennbar ist. Durch die Messung dieser 3 Parameter (AP, RL, LD) kann eine Volumenbestimmung durchgeführt werden, und daraus unter Festlegung des spezifischen Gewichts der Prostata von 1,05 das Organgewicht.

Es stehen verschiedene mathematische Verfahren zur Verfügung [19].

Mathematisch exakte Methode der Prostatavolumenbestimmung

1) Anfertigen der Schnittbilder im Abstand von 0,5 cm

2) Ermittlung der Organgrenze mit automatischen Kontursuchalgorithmen oder geschlossenen Splinefunktionen
Berechnung der Schnittfläche nach der
a) Simpson'schen Parabelformel
Voraussetzung: Die Anzahl der Schnitte ist gerade.

$$\int_a^b ydx \ \frac{h}{3} (y_0 + 4\,y_1 + 2\,y_2 + 4\,y_3 + 2\,y_{n-2} + 4\,y_{n-1} + y_n)$$

b) Sehnen-Trapezformel, falls die Voraussetzung für a) nicht erfüllt ist

$$\int_a^b ydx \ \frac{h}{2} (y_0 + 2\,y_1 + 2\,y_2 + 2\,y_{n-1} + y_n)$$

3) Annäherung des Volumens aus den gewonnenen Flächenwerten und dem Schnittabstand mit Hilfe der Sehnen-Trapez-Formel.

4) Unter optimalen Bedingungen wurde am Modell eines Ellipsoids eine Abweichung des numerischen Verfahrens von −0,5% nachgewiesen.

Klinisch ausreichende Methode

1) Anfertigen von drei Schnittbildern (Anfang – Mitte – Ende)
   a) Bestimmung des Längsdurchmessers
   b) Schnittflächenberechnung nach 2a und 2b, S. 14
   c) Annäherung des Volumens mit Hilfe der Simpson'schen Parabelformel
   d) Abweichung am Modell des Ellipsoids:
      +1,099%

2) Bestimmung des RL-, AP- und Längsdurchmessers (LD)
   a) Berechnung des Volumens nach der Formel:

      $V = (RL \cdot AP \cdot LD) \cdot 0{,}5$
   b) Abweichung am Modell: −4,507%

Fehlereinfluß durch ungenaue Längsdurchmesserbestimmung

Einer Verkürzung des Längsdurchmessers um 0,2 cm entspricht eine Abweichung von −5,556% vom tatsächlichen Volumen (Abb. 17).

Die einfachste Methode geschieht nach der Formel des Rotationsellipsoids: größte Breite · größte Tiefe · Länge · 0,5. Hierbei liegt eine Abweichung von +/−5% vom eigentlichen Volumen vor [77].

Eine weitere Möglichkeit ist neben den genannten Methoden die Annahme einer Kugel nach der Formel $V = \frac{\pi}{6} \cdot d^3$. Auch hier ist eine Bestimmung der jeweiligen größten Organausdehnung erforderlich [12], allerdings wird der syste-

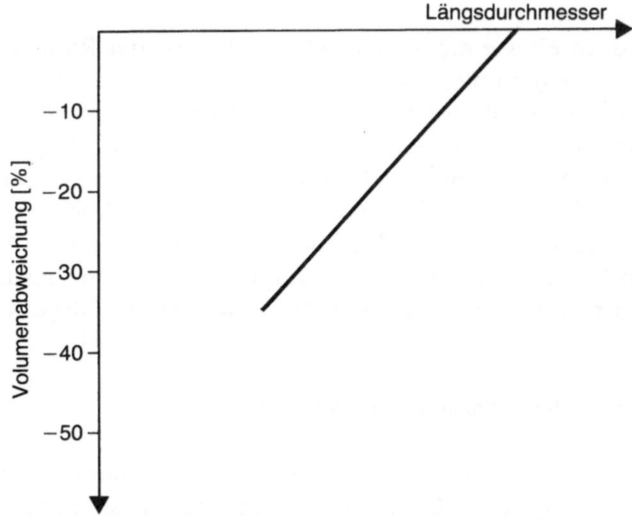

Abb. 17. Volumenabweichung in Abhängigkeit von einer Verkürzung des Längsdurchmessers

matische Fehler bei ungenauer Messung groß, da der Meßwert in der 3. Potenz eingeht. Dies kann vor allem bei Grenzbefunden eine Rolle spielen. In diesem Zusammenhang sei darauf hingewiesen, daß bei offener Adenomektomie durch Belassen der Kapsel mit dem eigentlichen Prostatagewebe zwangsläufig eine Differenz zwischen errechnetem und tatsächlichem Adenomgewicht bis ca. 20% bestehen kann. Da das eigentliche Adenom nicht immer exakt abgrenzbar und dadurch meßbar ist, muß der Tatsache, daß die Kapsel miterfaßt werden muß, bei der Bestimmung des Gewichts Rechnung getragen werden.

Die dem tatsächlichen Volumen am nächsten kommende Methode ist die schrittweise Erfassung der Querschnitte in definierten Abständen und die Planimetrie der einzelnen Flächen, deren Summation unter Einbeziehung der Höhe dann das Volumen ergibt: $V = h \cdot (A_1 + A_2 + \ldots A_x)$ (Abb. 18). Wichtig ist

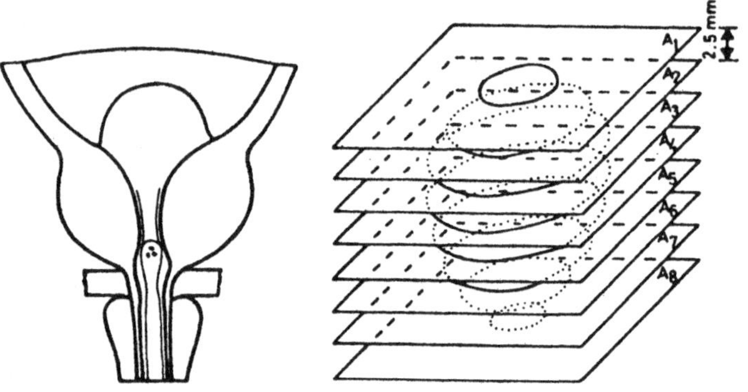

Abb. 18. Schichtweises Erfassen des Organvolumens. (Aus Bartsch et al. [3])

die soweit wie möglich exakte Festlegung der Randkontur. Läuft die Auswertung rechnerunterstützt, so ergeben bei Speicherung der Bilder aus der Aufnahme analoger Bilder mittels Videokamera die Schwellenwertkontursuchalgorithmen nur unzureichende Resultate (Abb. 19a). Wir haben deshalb zur Berechnung die Kontur der Prostatakapsel durch kubische Splinefunktionen mit periodischen Randbedingungen angenähert (Abb. 19b, c) [19].

Bei den einzelnen Methoden zur Berechnung des Volumens (suprapubisch und transrektal) ergibt sich, verglichen mit dem postoperativen Gewicht, ein Korrelationskoeffizient von 0,95 bzw. 0,98 [31, 78] (s. Kap. 7).

2.2.6 Ultraschallgezielte Punktion

Die Entwicklung der zytologischen Untersuchungstechniken mit differenzierter Aussage über die Art der Erkrankung initiiert in der Folge eine logische Verbesserung der Punktionsmethoden. Eine Optimierung ist natürlich eine Punktion unter Sicht, um eine sichere Zuordnung des gewonnenen Materials zu ge-

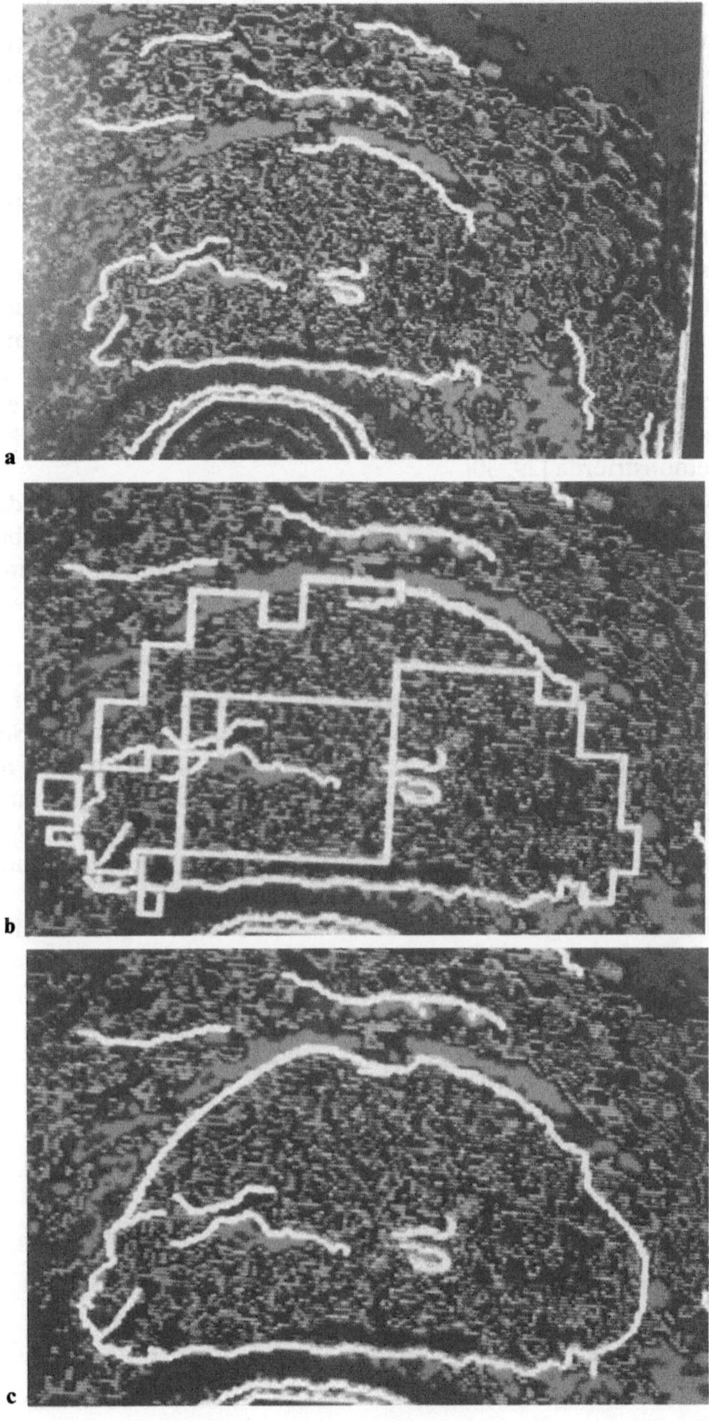

Abb. 19 a–c. Rechnerunterstützte Volumenbestimmung

währleisten. Dies betrifft im röntgenologischen Bereich die gezielte Punktion eines pulmonalen Rundherdes sowie eines lymphographisch kontrastierten Lymphknotens. Sowohl bei den beiden genannten Methoden wie auch in der Sonographie verbinden sich „Erkennen" und „Bestätigen" bei einem erfahrenen Untersucher in idealer Weise, da beide Teile der Diagnose in einer Hand sind. Viele Arbeiten, auf die nicht weiter eingegangen werden soll, berichteten bereits Anfang der 70er Jahre über das methodische Vorgehen bei ultraschallgezielten Punktionen an verschiedenen Organen [23, 45, 58, 59].

Voraussetzung für eine gezielte Punktion ist die meßgenaue Festlegung des Punktionsherdes in Abhängigkeit von der Schallrichtung sowie – sozusagen als Rückkopplung an den Untersucher – für die richtige Lage der Punktionskanüle die für die jeweilige Nadelführung typischen Reflexe. Heckemann u. Seidel (1982) führten Untersuchungen mit verschiedenen Punktionskanülen durch und konnten dadurch die jeweiligen Schallbilder des Punktions- und Kathetermaterials demonstrieren [29, 30].

Die von Holm (1981) und Saitoh (1980) beschriebene Technik der ultraschallgezielten Prostatabiopsie betreffen die perineale Biopsie im Rahmen der transrektalen Sonographie [32, 69]. Alle diesbezüglichen Verfahren, einschließlich des von uns angewandten Vorgehens, sind im Prinzip gleich und weisen lediglich geringe methodische Unterschiede auf.

Um über die Abbildungsart der verwendeten Nadel Aufschlüsse zu bekommen, führten wir in vitro Untersuchungen an Präparaten nach totaler Prostatektomie durch (Abb. 20). Da die Kanüle immer in Längsrichtung zur Sonde geführt wird und die Echoimpulse in senkrechter Richtung schneidet, resultiert ein schmales, von der Kanüle nach kranial gerichtetes, deutlich verstärktes Reflexband. Die Lage der Nadel kann immer identifiziert werden.

Das *Punktionsset* besteht aus einer Führung für die Punktionskanüle (Tru-Cut-Nadel), die mittels eines Gewindes an der Schallsonde befestigt wird. In dieser Kanülenhalterung befindet sich ein Schlitz, in dem eine sterilisierbare

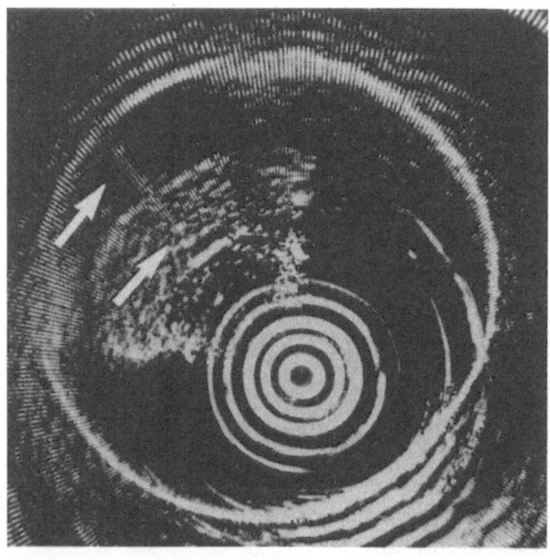

Abb. 20. Echoreflexe durch Nadel in Präparatmitte (↑) (Organpräparat nach totaler Prostatektomie)

Kanülenführung an einem Zentimetermaßstab entlang verstellt werden kann (Abb. 21 a). Dies dient dazu, die Kanüle entsprechend dem Abstand Transducermitte – Herd zu verschieben. Um eine bessere Handhabung der Punktionskanüle hinsichtlich des Sitzbeinastes und des unteren Symphysenrandes zu ermöglichen, geschieht die Führung der Kanüle nicht parallel zur Sonde, sondern in einer leicht kraniokaudalen Richtung (Abb. 21 a). Der Einhaltung des genauen Abstandes Transducermitte – Herd unter Berücksichtigung der leicht schrägen Kanülenführung ist an der Kanülenhalterung Rechnung getragen. Einer vor den Monitor klappbare Winkeleinteilung des Bildes entspricht auch eine kleine Winkelskala vor der Kanülenhalterung, die dadurch in die jeweilige Abweichung des Herdes von der Senkrechten gebracht werden kann (Abb. 21 b).

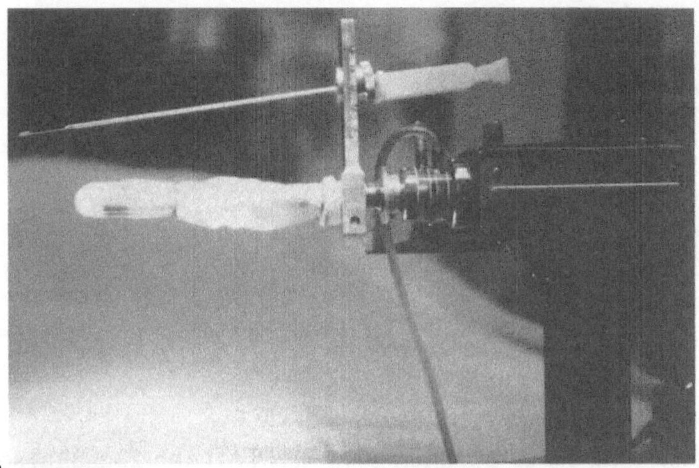

a

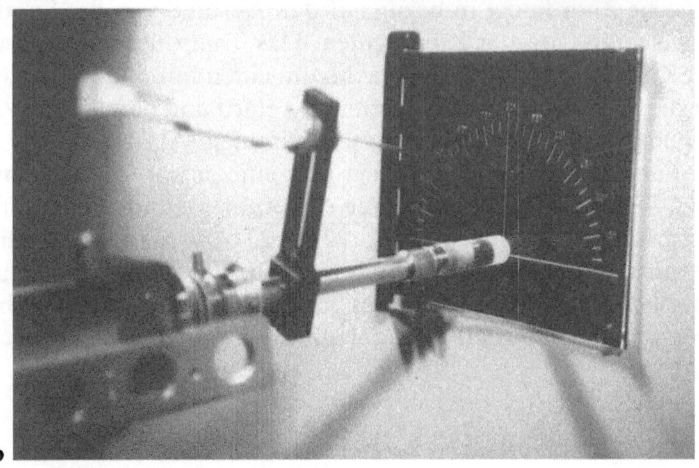

b

Abb. 21 a–c. Ultraschallgezielte Biopsie. **a, b** Sonde mit Tru-Cut-Nadel in der Halterung, Punktionsset (nach Reindl)

2.2.7 Durchführung der perinealen ultraschallgezielten Biopsie

Nach Feststellung eines auffälligen sonographischen Befundes (ggf. im Zusammenhang mit dem Tastbefund) erfolgt die Lagerung des Patienten in Steinschnittlage. Eine evtl. primär die Diagnostik störende Luftblase im Ballon hat jetzt keine Bedeutung, und ein einmal lokalisierter Bezirk kann beliebig oft exakt reproduziert werden. Der Patient wird so abgedeckt, daß lediglich die Dammregion sowie die eingeführte Sonde frei bleiben (Abb. 21 c). Es erfolgt die

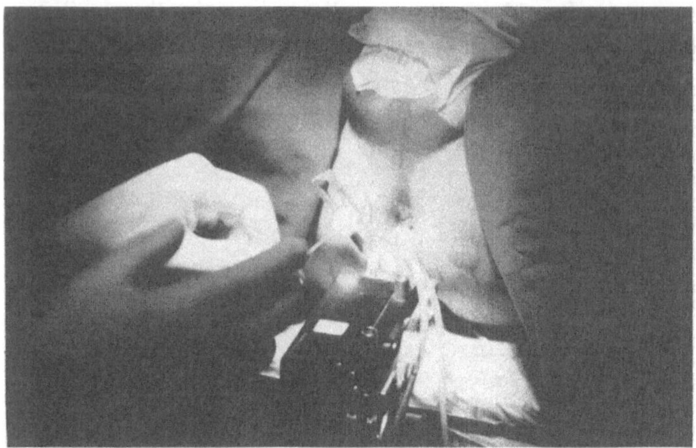

Abb. 21 c. Durchführung der Punktion

Darstellung des zu punktierenden Bezirkes (Abb. 22 a, 23 a) sowie die intraprostatische Zuordnung in bezug auf den Abstand von der Sondenachse und der Abweichung von der Senkrechten. Das Transducerzentrum wird in die Mitte des Koordinatensystems gebracht, um einen Fußpunkt für die Entfernung und für die Schnittlinie Transducermitte – Herd und damit den Winkel für die Seitneigung der Kanülenführung zu bestimmen (Abb. 22 b). Auf diese Weise wird die Punktionsrichtung festgelegt und eine entsprechende Lokalanästhesie gesetzt. Wenn die Punktionskanüle eingeführt ist und der entsprechende Echoreflex am Monitor erscheint (Abb. 22 c u. 23 b), wird die Sonde um einen Zentimeter zurückgezogen, um dem Vorschieben des Punktionsmandrins der Tru-Cut-Nadel Rechnung zu tragen. Somit ist gewährleistet, daß beim Vorschieben der eigentlichen Punktionsnadel um einen weiteren Zentimeter der Herd erfaßt wird.

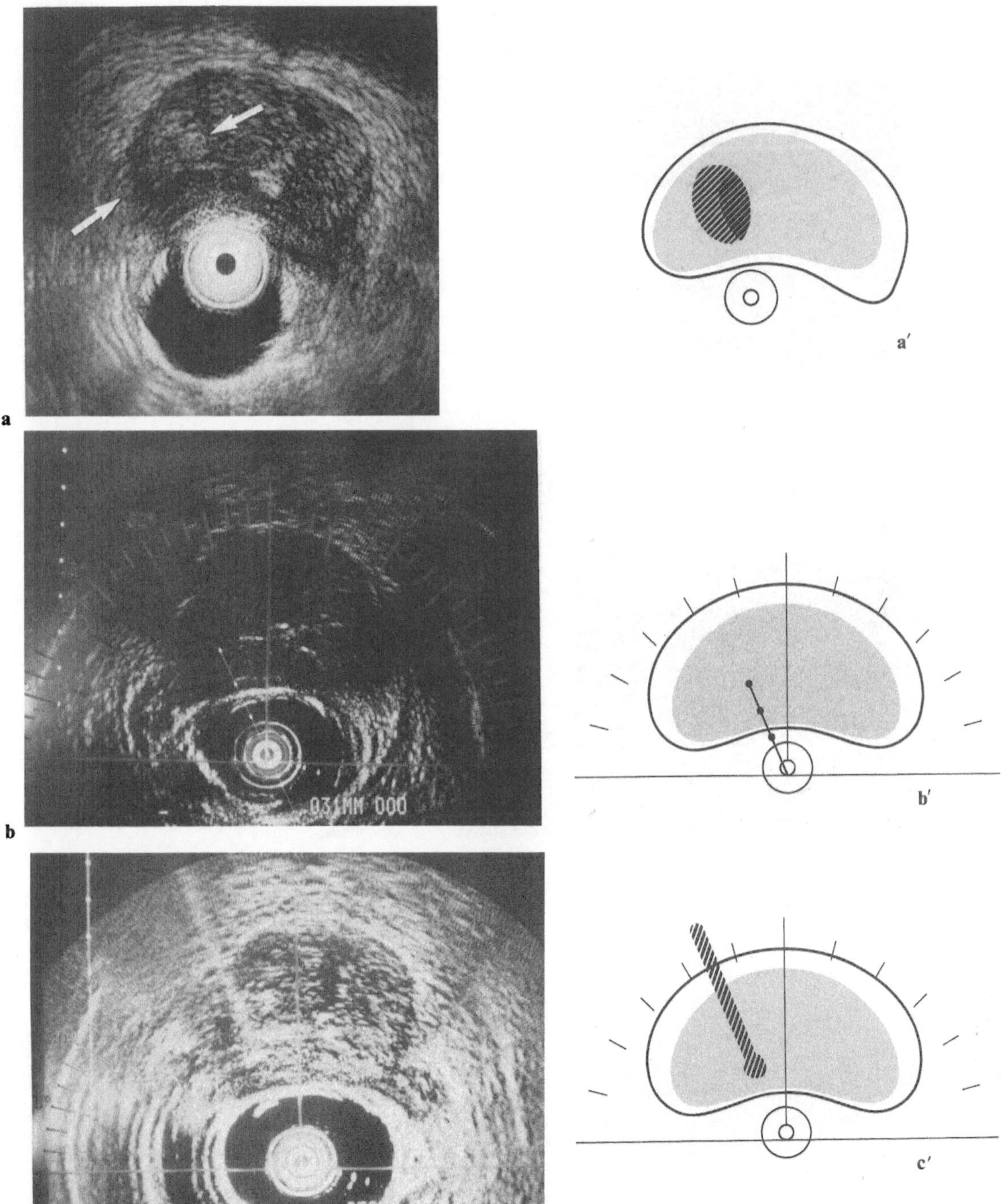

Abb. 22. a Prostatasonogramm bei BPH. Irreguläre Echostruktur im rechten Lappen mit angedeuteter Kapselunschärfe (†). **b** Abmessung der Distanz Sonde – Herdzentrum. **c** Punktionsbild des Herdes mit Echoreflex durch die Punktionskanüle (Histologie: hochdifferenziertes Adenokarzinom)

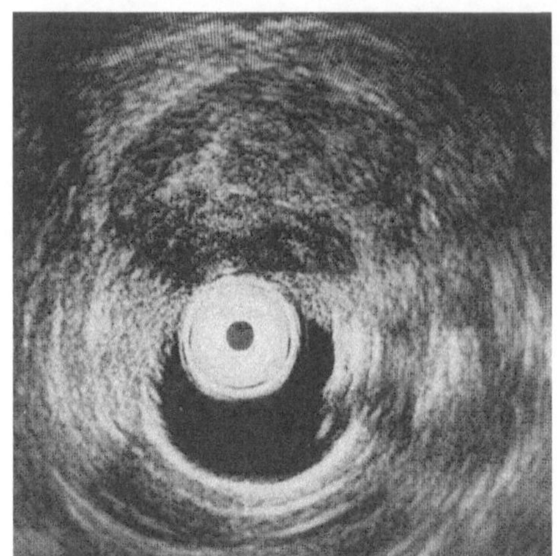

a

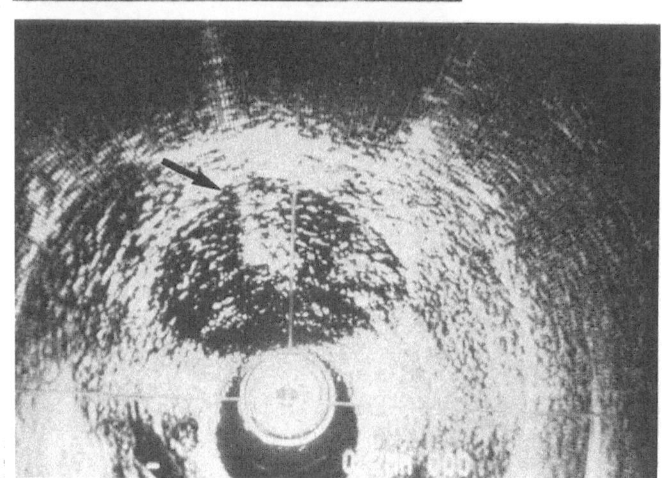

b

Abb. 23. a Sonogramm bei BPH. Inhomogene Struktur im rechten Lappen. **b** Punktionsbild des Herdes mit Echoreflex durch die Punktionskanüle (↑) (Histologie: kribriformes Prostatakarzinom)

3 Das normale Prostatasonogramm

3.1 Anatomische Grundlagen

Das Prostatasonogramm ist wie jedes Organsonogramm in seiner Darstellung abhängig von den bildgebenden, die Schallwellen in unterschiedlicher Weise reflektierenden Grenzflächen. Dies sind im kleinen Becken von lateral nach medial das knöcherne Becken, die seitliche Beckenmuskulatur mit den Mm. obturatorius internus und levator ani, von ventral der retropubische Raum (Spatium Retzii), dorsal das Rektum, abgegrenzt durch das Septum rectovesicale (Denonvillier-Faszie), dann als unmittelbare Abgrenzung nach ventral und lateral der periprostatische Venenplexus sowie die Prostatakapsel (Abb. 24). Kaudal liegt der Apex prostatae dem Diaphragma urogenitale auf. Die Basis der Prostata grenzt unmittelbar an die Harnblase an. Das eigentliche Reflexbild der Prostata ist durch die Drüsenstruktur bedingt, die sich im Normalfall, d. h. beim jugendlichen Patienten, aus ca. 30–50 Drüsengruppen zusammensetzt. Diese münden in die Urethra, die wiederum eine eigene Schallgrenzfläche darstellen kann. Des weiteren sind die beiden Ductus ejaculatorii zu nennen, da durch sie, wie durch die Urethra, die Prostata in verschiedene Lappen unterteilt

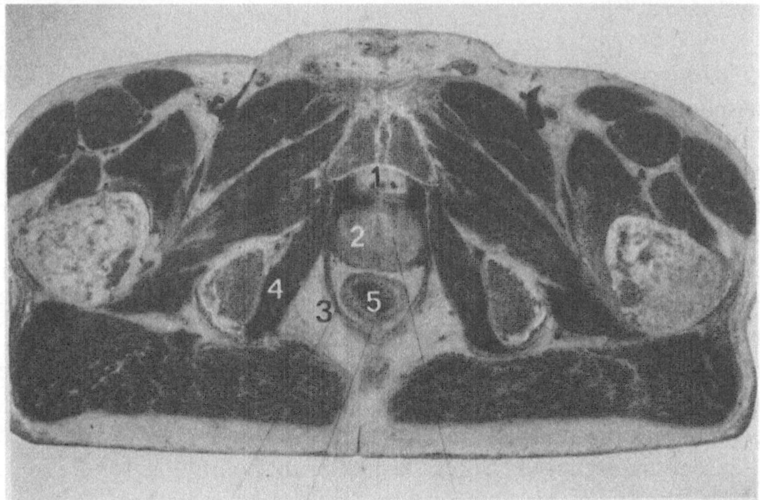

Abb. 24. Anatomie der Prostataregion. *1* Plexus venosus prostaticus, *2* Prostata, *3* M. levator ani, *4* M. obturatorius internus, *5* Ampulla recti. (Aus Gambarelli J, Guérinel G, Chevrot L, Mattèi M (1977) Ganzkörpercomputertomographie. Springer, Berlin Heidelberg New York, S 222)

wird. Die Unterscheidung verschiedener Organteile spielt zwar für die Bildgebung selbst nur eine untergeordnete Bedeutung, soll jedoch auch für die Zuordnung eines pathologischen Befundes Erwähnung finden.

Anatomisch wird zwischen einem Lobus dexter und sinister unterschieden, die vor der Urethra durch den Isthmus prostatae verbunden sind. Aufgrund neuerer Sektionstechniken, die sich an der Zahl der Ausführungsgänge orientierten, ergaben sich 2 dorsale, 2 mediale und 2 laterale Anteile [76]. Mc Neal (1968, 1972) fand eine zentrale Zone mit Apex am Colliculus und mit Basis vor und über dem Blasenhals, die die Ductus ejaculatorii völlig umgibt, sowie eine das restliche Prostatagewebe beinhaltende periphere Zone [49, 50] (Abb. 25).

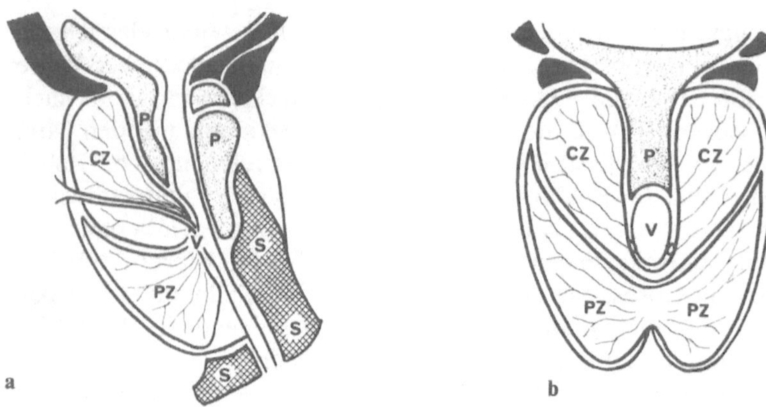

Abb. 25 a, b. Schematische Darstellung des Schnittes durch die Urethra in sagittaler Richtung (**a**) und koronar unter der Urethra (**b**). *P* präprostatischer Sphinkter. *S* Sphinkter der Urethra und Sphincter externus, *V* Verumontanum oder Colliculus, *CZ* zentrale Zone, *PZ* periphere Zone. (Aus Blacklock et al. [5])

Klinisch werden ein Lobus anterior vor der Urethra, ein Lobus medialis zwischen Urethra und Ductus ejaculatorius und ein Lobus posterior hinter Urethra und Ductus ejaculatorius unterschieden. Die klinische Einteilung erscheint insofern für topographische Zuordnungen sinnvoller, da der in der anatomischen Nomenklatur nicht bezeichnete Mittellappen zu hormonbedingter Vergrößerung neigt [60].

Die *jugendliche Prostata* zeigt sich sonographisch als symmetrische, dreieckige, gelegentlich auch mehr halbmondförmige Figur (Abb. 26–28). Die intraprostatische Struktur weist zarte, homogene Echostrukturen auf. Zum umgebenden Gewebe ist die Prostata durch eine in allen Schnitten echodichtere, durchgehende, ca. 1–2 mm breite Kapsel abgrenzbar. Zum Beckenboden hin zeigt die Urethra mit den Glandulae bulbourethrales (Cowper-Drüsen) die apikale Begrenzung an (Abb. 29). Basal kommt beim jüngeren Patienten in der Regel ein rundliches bis längsovales, echoarmes bis nahezu echofreies Areal zur Darstellung, das dem Blasenhalsbereich entspricht sowie der Zone des präprostatischen Sphinkters (Abb. 30). Die ventrale Organzirkumferenz wird vornehmlich beim jüngeren Patienten und hier wiederum verstärkt basal bis zur

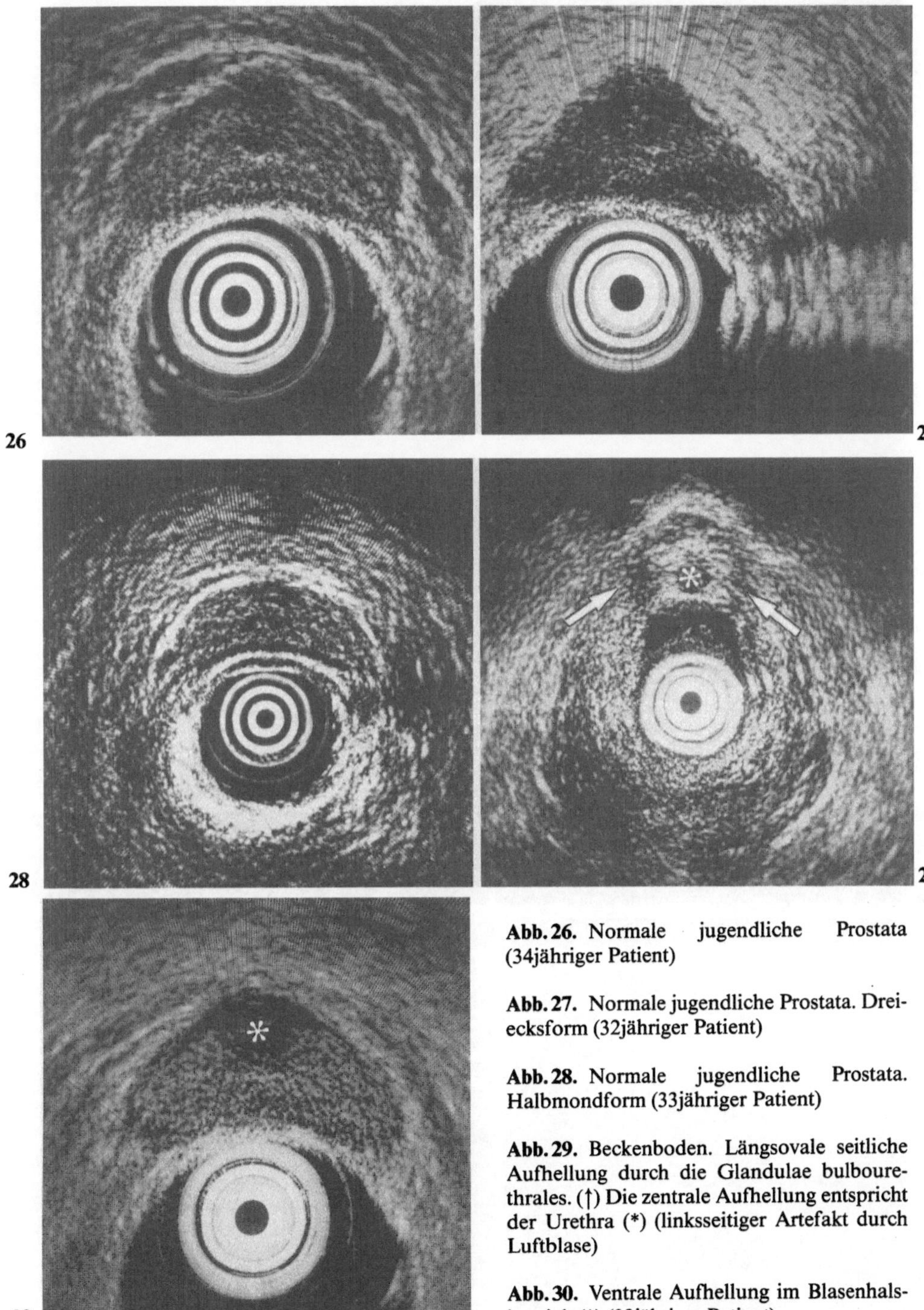

Abb. 26. Normale jugendliche Prostata (34jähriger Patient)

Abb. 27. Normale jugendliche Prostata. Dreiecksform (32jähriger Patient)

Abb. 28. Normale jugendliche Prostata. Halbmondform (33jähriger Patient)

Abb. 29. Beckenboden. Längsovale seitliche Aufhellung durch die Glandulae bulbourethrales. (↑) Die zentrale Aufhellung entspricht der Urethra (*) (linksseitiger Artefakt durch Luftblase)

Abb. 30. Ventrale Aufhellung im Blasenhalsbereich (*) (32jähriger Patient)

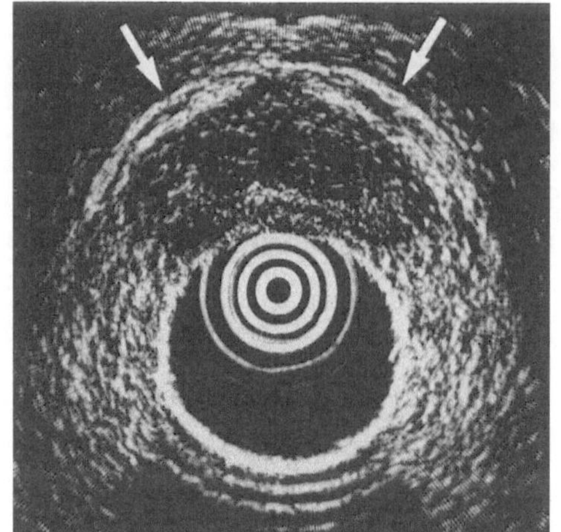

Abb. 31. „Vogelschwingenartige" Doppelkontur ventral des Venenplexus (↑)

a b c d

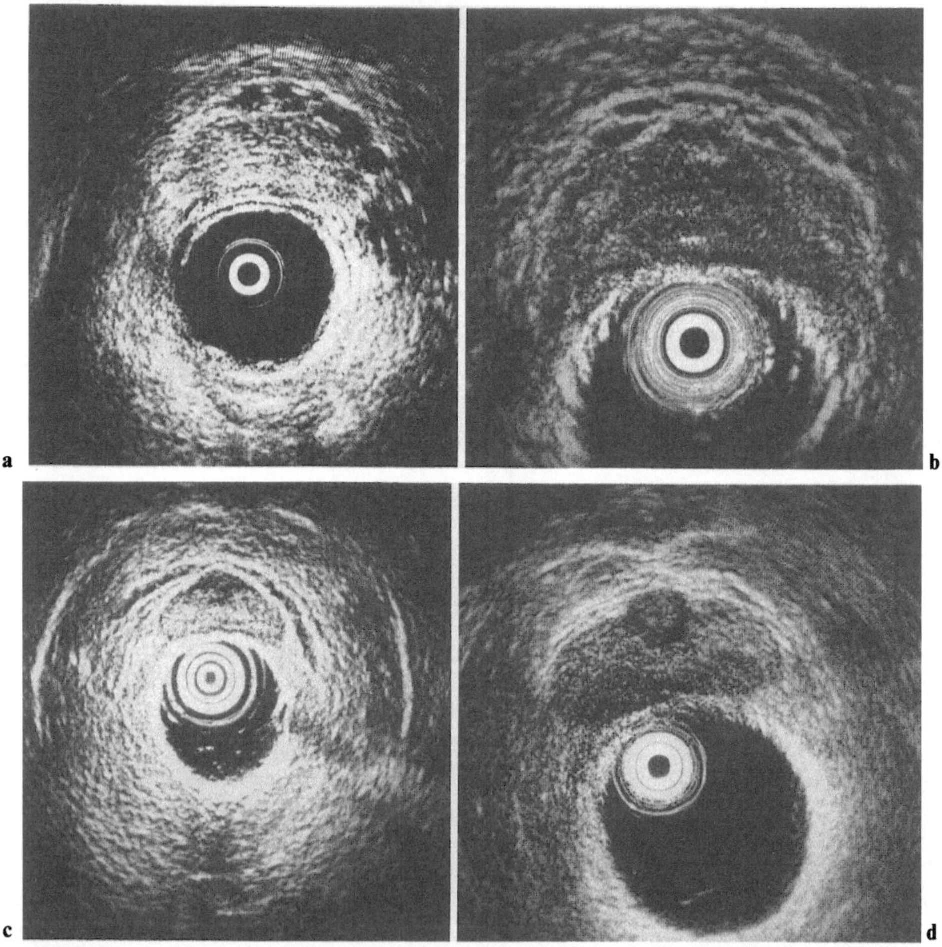

Abb. 32 a–d. Verschiedene Formen der Darstellung des periprostatischen Venenplexus

Prostatamitte von einer Doppelkontur begleitet, die durch den periprostatischen Venenplexus bedingt ist. Eine im oberen Drittel etwas verstärkte Darstellung könnte durch einen hier mehr tangentialen Schnitt infolge der sphärischen Form bedingt sein. Dieses zweite echodichte Band kann parallel zur Kapsel verlaufen, zusätzlich kann sich eine weitere Kontur von der Mitte „vogelschwingenartig" nach lateral abgrenzen (Abb. 31) [64]. Bei erweitertem Venenplexus können einzelne Gefäße differenziert werden. Ventral schließen sich der retropubische Raum an, der echodicht zur Darstellung kommt, um dann in die echofreie Zone der Symphyse überzugehen (Abb. 32a–d). Der M. levator ani, aber v.a. der M. obturatorius internus zeigen sich entsprechend ihrer Topographie in Abhängigkeit von der Bildeinstellung als laterale, begrenzte Aufhellungsbezirke (Abb. 32a, c). Als persistierender Rest des Müller-Ganges kann die Vagina masculina dargestellt sein, die dorsal zwischen Colliculus seminalis, Rektumvorderwand und Blasenhinterwand im proximalen Prostataabschnitt gelegen ist. Die Größe kann variieren und eine zystische Formation zeigen (Abb. 33 u. 34).

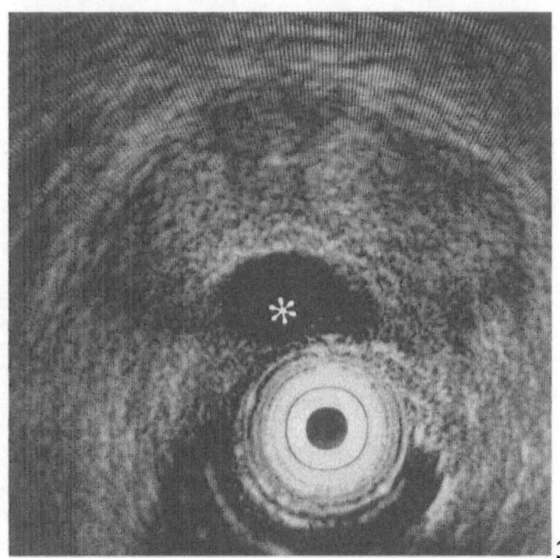

33

Abb. 33. Echofreie, glatt berandete Zone an der dorsalen Zirkumferenz basal. Vagina masculina (*)

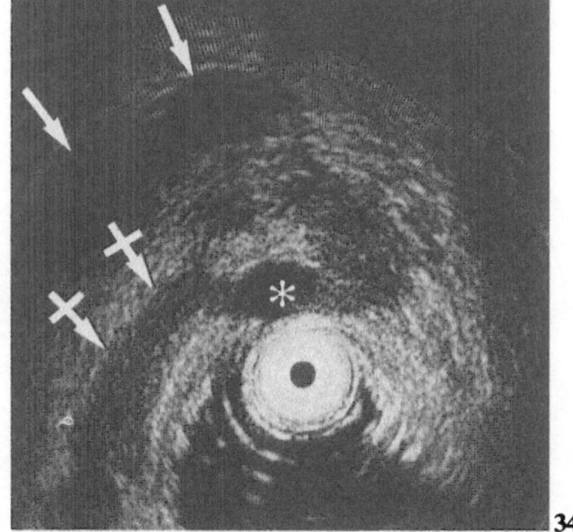

34

Abb. 34. Hochbasaler Schnitt. Rechte Samenblase (‡) und Blase (↑) noch angeschnitten. ↑ Prostata bereits partiell erfaßt mit dorsaler Aufhellung (Vagina masculina) (*)

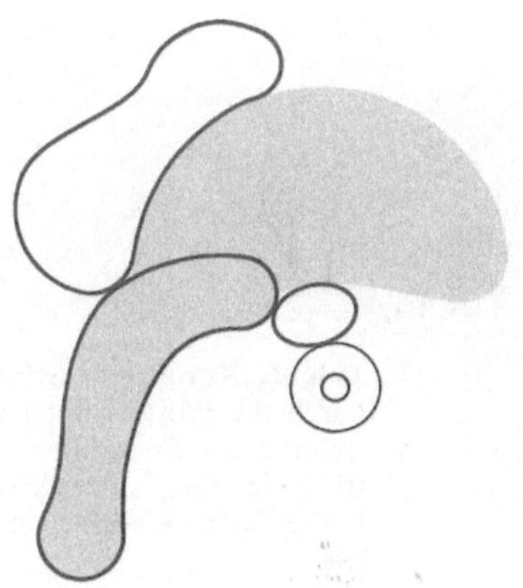

34'

3.2 Benigne Prostatahyperplasie (BPH)

Mit zunehmendem Alter (etwa ab dem 40. Lebensjahr) kommt es zu einem vermehrten Wachstum der submukösen Drüsen und Stromaanteile zwischen dem Blasenhals und dem Colliculus. Dieser Bereich der sog. Innendrüse breitet sich unter Verdrängung und Komprimierung der zentralen und vornehmlich peripheren Zone zur Peripherie aus (Abb. 35–38). Auf diese Weise entsteht unter

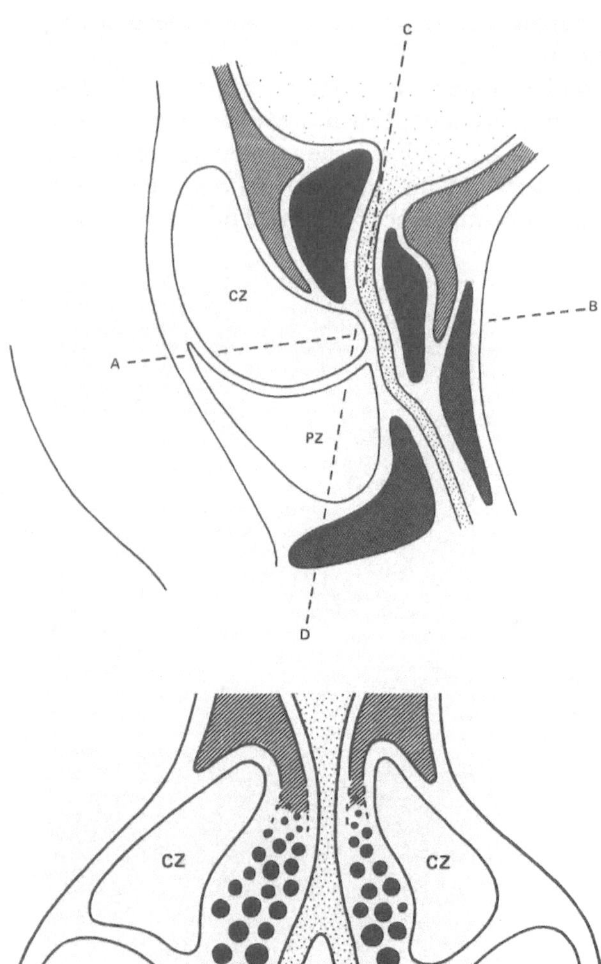

Abb. 35. Sagittaler Schnitt durch Blasenhals, Prostata und Urethra mit Darstellung der BPH *(schwarz)* in Relation zu Urethra und Blasenhals und normalem, funktionellem Prostatagewebe. *AB* Transversaler Schnitt, *CD* koronarer Schnitt, *CZ* zentrale Zone, *PZ* periphere Zone. (Aus Blacklock et al. [5])

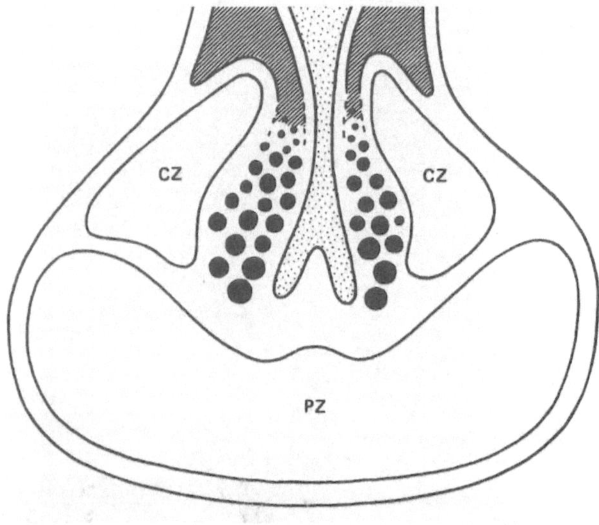

Abb. 36. Koronarer Schnitt durch die Prostata mit Darstellung der Entstehung der BPH in den submukösen Drüsen. (Aus Blacklock et al. [5])

der Prostatakapsel eine zweite Zone, die dem eigentlichen, durch die Hyperplasie der Innendrüse komprimierten Prostatagewebe entspricht und von klinischer Seite als chirurgische Kapsel bezeichnet wird. Handelt es sich bei der bilateralen und anterolateralen Vergrößerung um die übliche Form der Hyperplasie, so können unabhängig davon solitäre Adenomknoten unterschiedlicher Größe in allen Bereichen auftreten. Zusätzlich kann es zu einer subzervikalen Hyperplasie kommen, die vornehmlich in einem vermehrten endovesikalen Wachstum Ausdruck findet. Dabei kann der präprostatische Sphinkter je nach Wachstum weitgehend zurückgebildet werden und wird Teil der endovesikalen Kapsel, die dünner als die peripheren Kapselanteile ist [5, 51].

Das Gewicht der Prostata beträgt beim Jugendlichen 18–20 g. Nach dem 30. Lebensjahr bis um das 70. Lebensjahr kommt es allmählich zu einer durchschnittlichen Gewichtszunahme von 60 g [2].

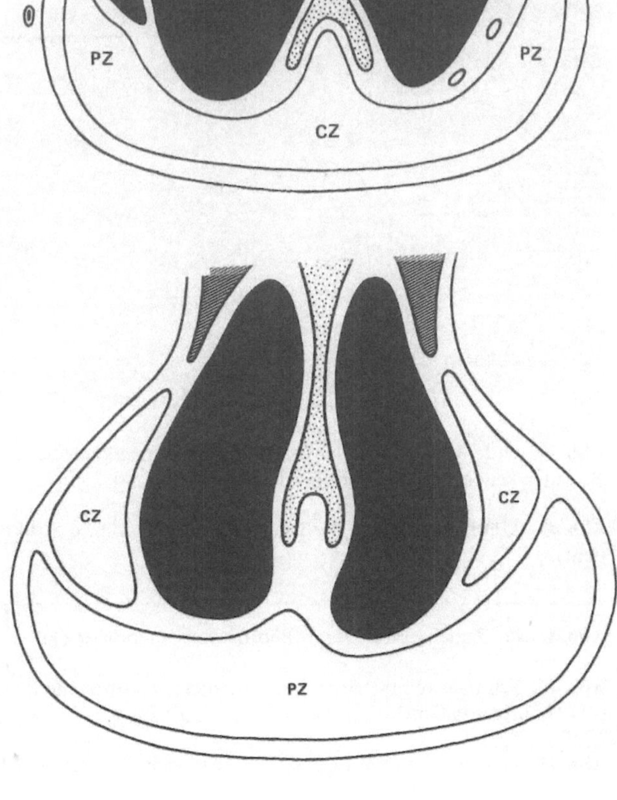

Abb. 37. Transversaler Schnitt in Colliculushöhe mit charakteristischer Verteilung der voll entwickelten BPH *(schwarz)* in Relation zur Urethra. (Aus Blacklock et al. [5])

Abb. 38. Koronarer Schnitt bei voll ausgebildeter BPH *(schwarz)*. (Aus Blacklock et al. [5])

Das *sonographische Bild der BPH* ist bestimmt durch die jeweiligen morphologischen Veränderungen des Organs. Der Bereich der Innendrüse ist am besten in den basisnahen Schnitten differenzierbar, bedingt durch die Aufhellungszone des Blasenhalsbereiches. Hier zeigt sich der um die Urethra gelegene Drüsenanteil als in sich homogene, zur Außendrüse isodense Zone, von letzterer gelegentlich durch einen zarten Aufhellungssaum zu trennen (Abb. 39 u. 40). Mit zunehmender Vergrößerung der Innendrüse zeigt sich das zentrifugale Wachstum in einer Verdrängung der Außendrüse sonographisch durch die Veränderung der Größenrelation, bei – vom Strukturbild her gesehen – gleichbleibenden Bildparametern. Differenzierbar bleibt hier weiterhin der beschriebene Aufhellungssaum zwischen den beiden Drüsenanteilen (Abb. 41–43). Er kommt bei völligem Ausfüllen des Organs durch die vergrößerte Innendrüse als Aufhellungszone unter der eigentlichen Prostatakapsel zur Darstellung und bildet somit indirekt die Abgrenzung zur völlig komprimierten Außendrüse, der sog. chirurgischen Kapsel (Abb. 44 u. 45). Aus diesem gleichmäßigen Wachstum resultiert auch die gewöhnlich vorherrschende Form der BPH als mehr ovales (Abb. 46) bis sphärisches Organ (Abb. 47, 48 u. 49a, b) ohne auffallende Größendifferenz der einzelnen Organanteile. Bei Ausbildung solitärer Ade-

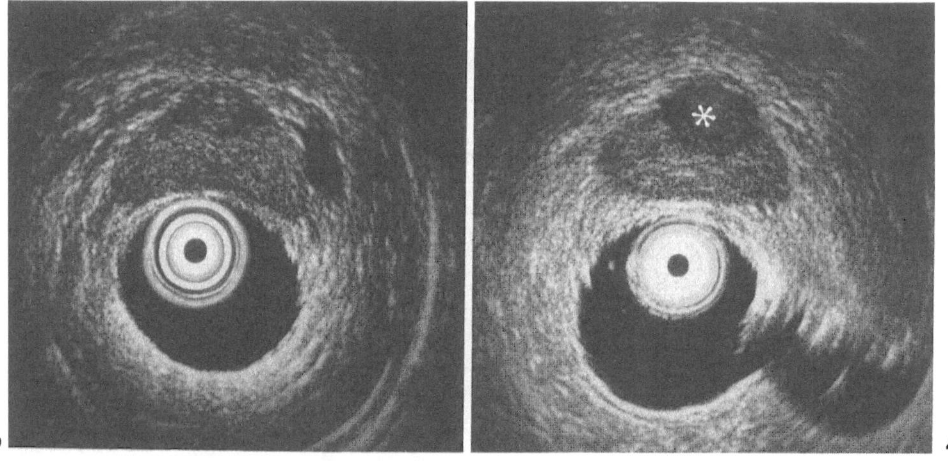

Abb. 39. Gute Abgrenzung der Innendrüse bei normal großer Prostata. Homogene Binnenstruktur. Betonter Venenplexus (54jähriger Patient)

Abb. 40. Mäßige Betonung der Innendrüse (*). Isodense Struktur zur Außendrüse (47jähriger Patient)

→

Abb. 41–43. Zunehmende Vergrößerung der Innendrüse (↑)

Abb. 44. Schmale symmetrische, echodichtere, rektumnahe Zone der komprimierten Außendrüse (↑) (74jähriger Patient)

Abb. 45. Schmaler Aufhellungssaum (chirurgische Kapsel) unter der eigentlichen Prostatakapsel

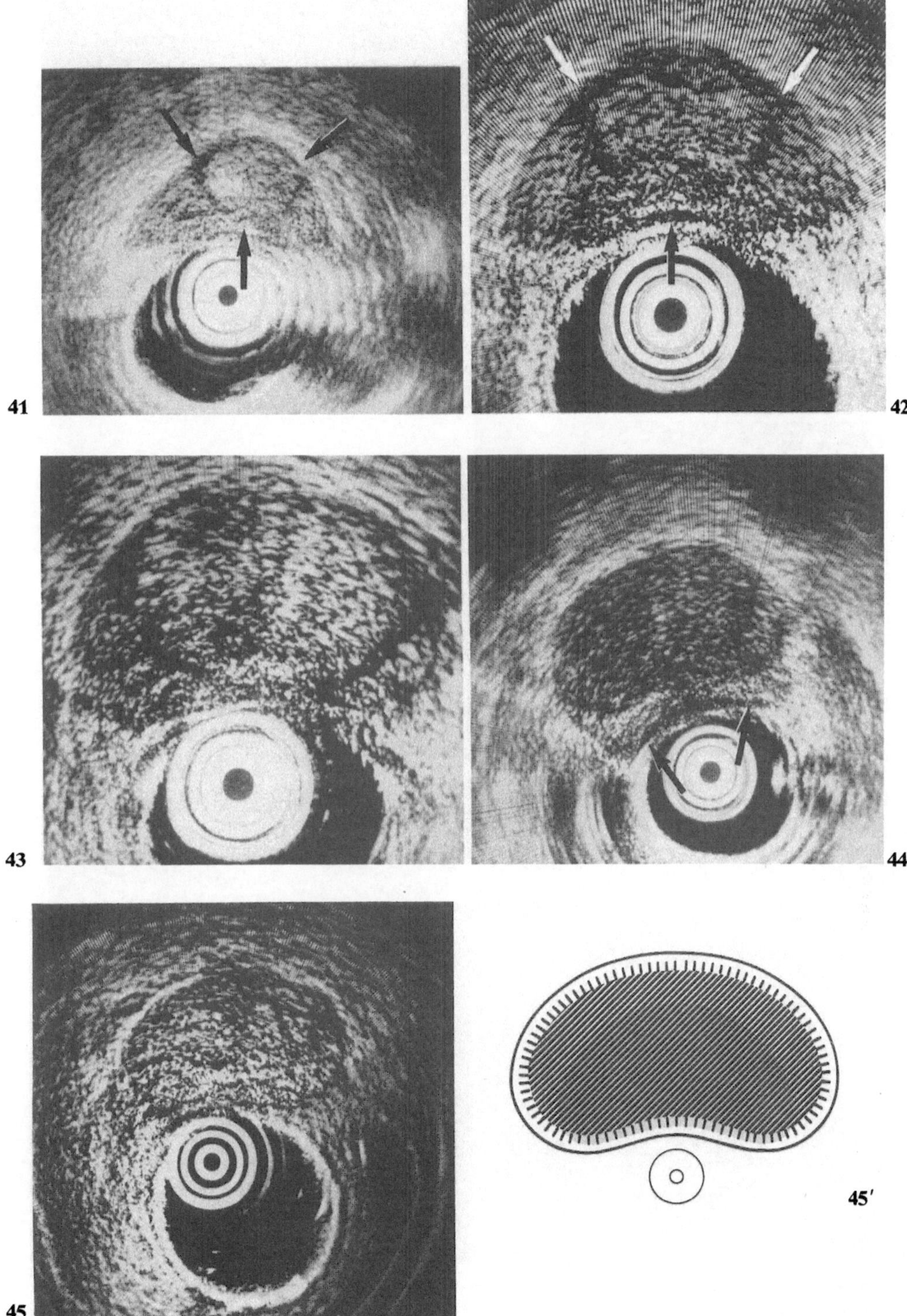
41
42
43
44
45
45′

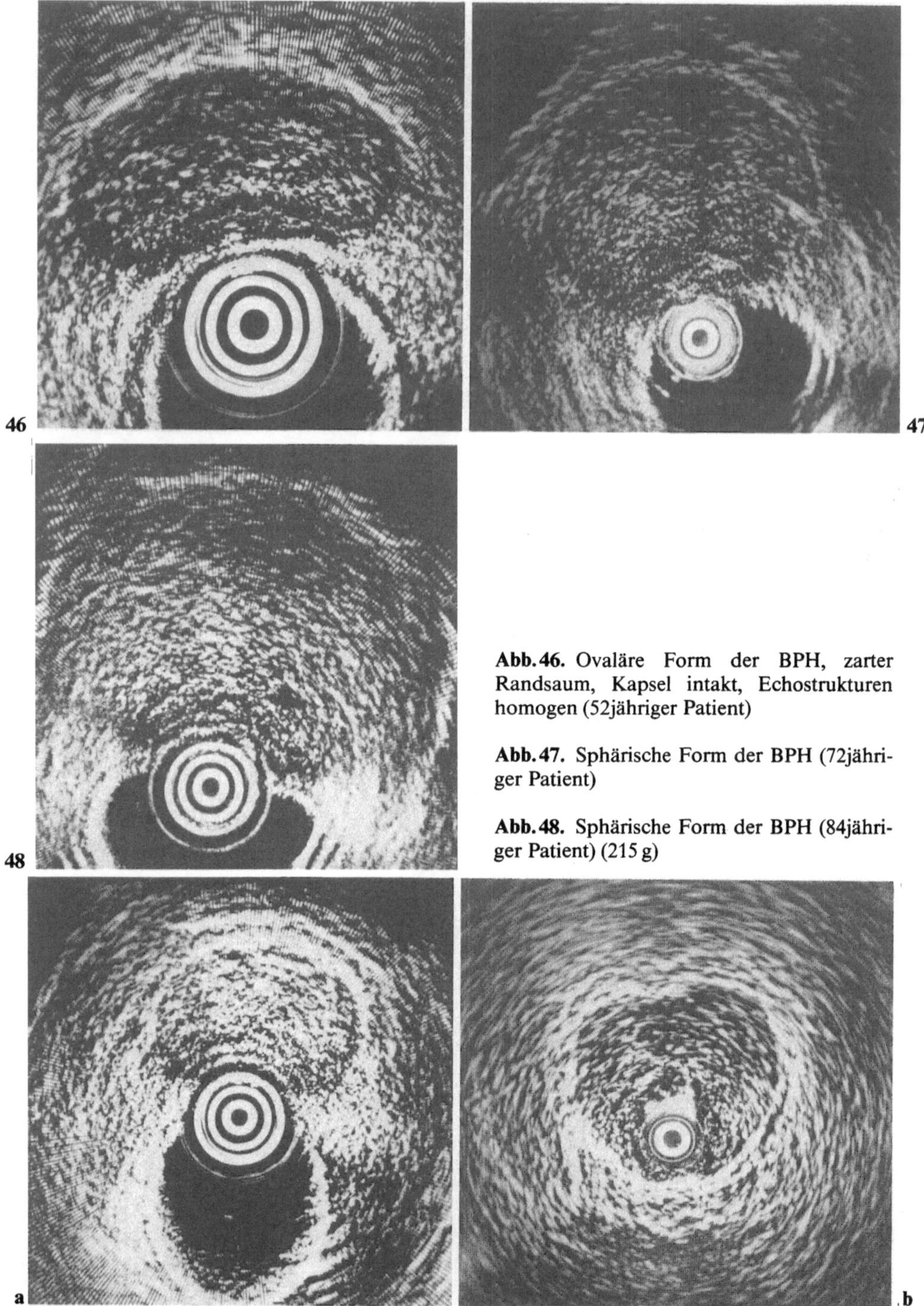

Abb. 46. Ovaläre Form der BPH, zarter Randsaum, Kapsel intakt, Echostrukturen homogen (52jähriger Patient)

Abb. 47. Sphärische Form der BPH (72jähriger Patient)

Abb. 48. Sphärische Form der BPH (84jähriger Patient) (215 g)

Abb. 49. a Sphärische Form der BPH (79jähriger Patient). **b** Transurethrale Darstellung der gleichen Prostata

nomknoten in einzelnen Lappen kann es zu einem asymmetrischen Wachstum kommen. Diese Adenomknoten weisen in sich eine dichtere, geringgradig inhomogene Echostruktur auf und sind als Solitärknoten abgrenzbar (Abb. 50 u. 51). Sie können differentialdiagnostisch allein vom Echobild ausgehend auch einer akuten Prostatitis zugeordnet werden, wobei sich jedoch die Differenzierung meist klinisch ergibt. Ebenfalls als umschrieben separater, in sich meist homogener Organteil läßt sich der vergrößerte, endovesikale Anteil des Mittellappens nachweisen. Da er keine eigentliche Prostatakapsel besitzt, sondern neben Resten des präprostatischen Sphinkters von Blasenschleimhaut umgeben ist, zeigt seine kraniale Begrenzung eine geringere Schallintensität als die normale Prostatakapsel (Abb. 52–55).

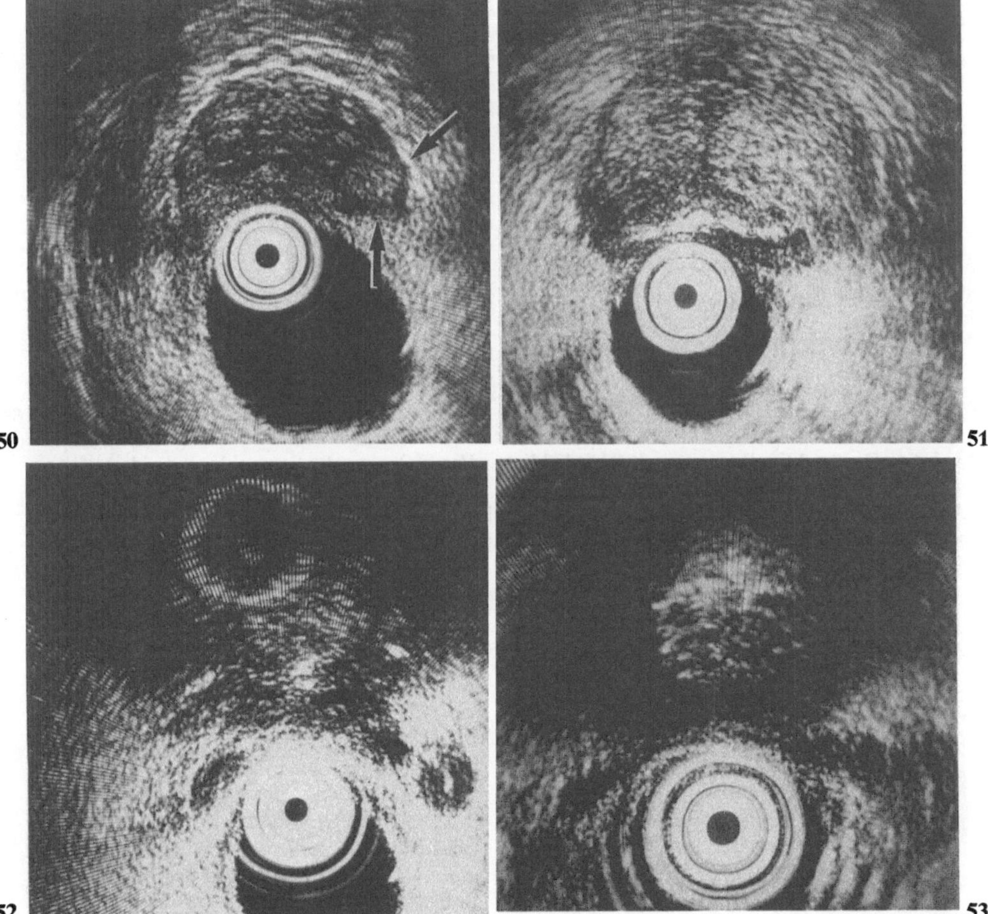

Abb. 50. Leicht asymmetrisches Wachstum der Innendrüse mit Betonung des rechten Lappens. Kleiner Adenomknoten links (↑) (64jähriger Patient)

Abb. 51. Lappenasymmetrie durch vornehmlich linksseitige Hyperplasie. Beiderseits große Adenome. Typische dorsale rektumnahe dichte Echostruktur, Kapsel gut abgrenzbar

Abb. 52. Endovesikal wachsender Mittellappen (mit Dauerkatheter). Samenblasen angeschnitten (77jähriger Patient)

Abb. 53. Hoch in die Blase sich vorwölbender Mittellappen

War bislang vom sonographischen Bild der normal sich entwickelnden BPH die Rede, so bedarf es jedoch der Demonstration der echographischen Variationen der BPH, die sich aus der Genese der Organvergrößerung ergeben. Hier sind in erster Linie Prostataverkalkungen zu nennen, die neben Solitärkonkrementen (an beliebiger Stelle) häufig am Übergang vergrößerte Innendrüse – komprimierte Außendrüse zu finden sind und hier als echodichtes Band zur Darstellung kommen. Da es sich in Abhängigkeit vom Zeitpunkt der Entstehung in aller Regel um Corpora amylacea handelt, die noch keine Verkalkung aufweisen müssen, ist auch der für Verkalkungen typische Schallschatten unterschiedlich ausgebildet (Abb. 51 u. 56) (Einzelheiten s. 3.4).

54 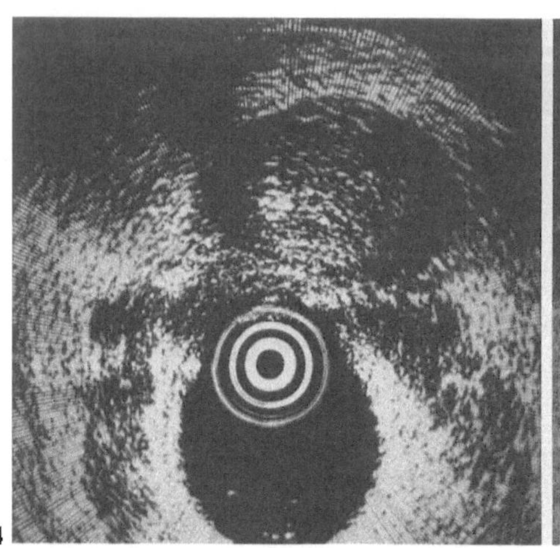

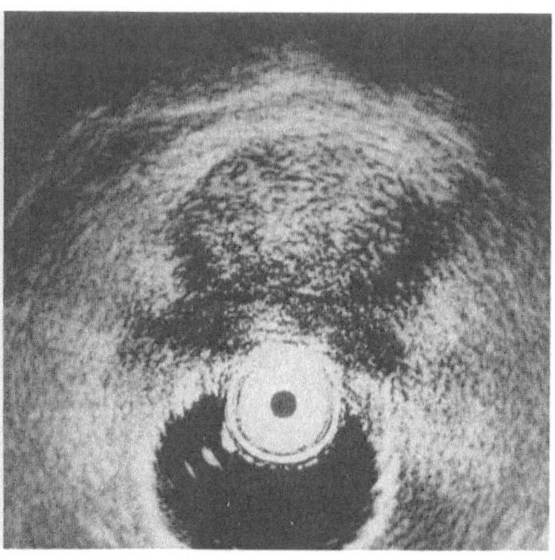 55

Abb. 54. Großer Mittellappenanteil mit erheblicher Vergrößerung der Samenblasen beiderseits

Abb. 55. Großer endovesikaler Mittellappen. Schnitthöhe Übergang Samenblase – eigentliche Prostatabasis mit dadurch plumper Darstellung der Samenblasen

56 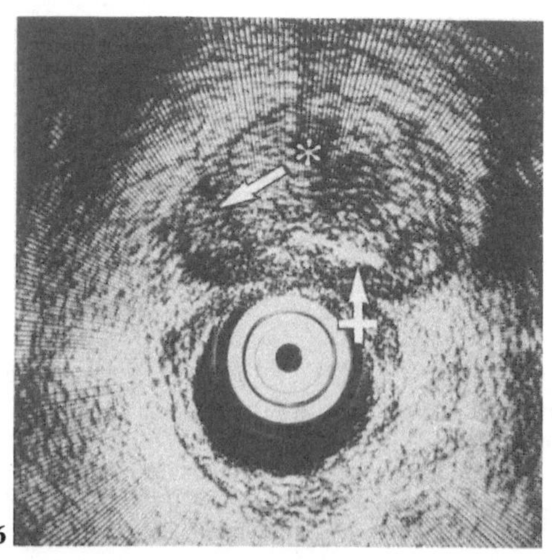

Abb. 56. Gemischtes Bild der BPH: zentrifugales Wachsen der Innendrüse mit Aufhellungssaum an der Grenze zur Außendrüse (†). Echodichte dorsale Schallstrukturen, den Corpora amylacea entsprechend (‡) (keine Schallschatten!). Ventraler Schallschatten durch Dauerkatheter (*) (Zu beachten ist die differente Lage der Urethra im Vergleich zu Abb. 49 b) (62jähriger Patient)

3.3 Samenblasen

Die Samenblasen sind tubulöse, in sich gewundene Blindsäcke, die zwischen Blasenwand und Rektum gelegen sind. Kurz vor Einmündung in die Prostata in Höhe der Basis vereinigen sie sich mit den Ductus deferentes zu den Ductus ejaculatorii [60]. Die sonographische Darstellung der Samenblasen gelingt bei ausreichend nach kranial eingeführter Schallsonde immer. Sie stellen sich in ihrer Form gelegentlich als sichelförmige, auch keulenförmige, meist symmetrische, echoarme Gebilde dar (Abb. 57 u. 58). Bei stärkerer Windung der einzelnen Abschnitte kann ein girlandenförmiges Bild entstehen (Abb. 59). Wohl in Abhängigkeit von der Größe und v. a. dem Füllungszustand können septenartige Strukturen aufgrund der Schlängelung und Aussackung der Organe resultieren (Abb. 59 u. 60). Zur Basis hin wird die Darstellung plumper. Unmittelbar vor der Einmündung lassen sie sich nur noch angedeutet von der Prostatabasis trennen (Abb. 61). Der Winkel zwischen Blase und Samenblasen ist gut zu differenzieren und weist ebenfalls eine weitgehende Kongruenz auf (Abb. 62).

Bei der *BPH* weist die Form der einzelnen Samenblasen keine wesentlichen Unterschiede auf. Die Symmetrie ist meist erhalten, es kann allerdings in Abhängigkeit von einseitig komprimierenden Vorgängen zu geringen Größenunterschieden kommen (Abb. 63 u. 64a, b). Inwieweit überhaupt bei erhaltener Symmetrie eine durch die Hyperplasie bedingte Größenzunahme vorliegt,

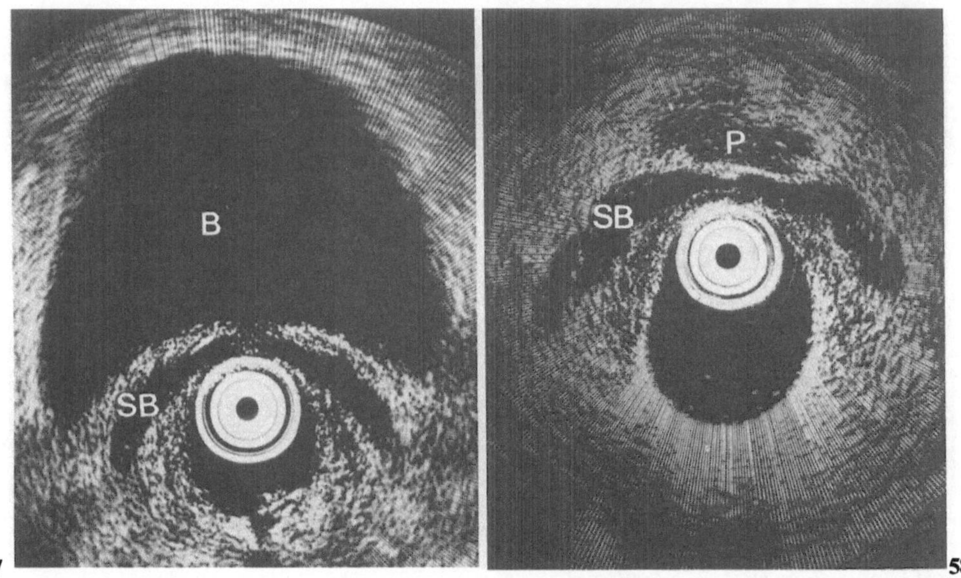

Abb. 57. Sichelförmige Darstellung der Samenblasen *(SB)* (*B* Blase)

Abb. 58. Keulenförmige Darstellung der Samenblasen *(SB)* (*P* Prostata, basal angeschnitten)

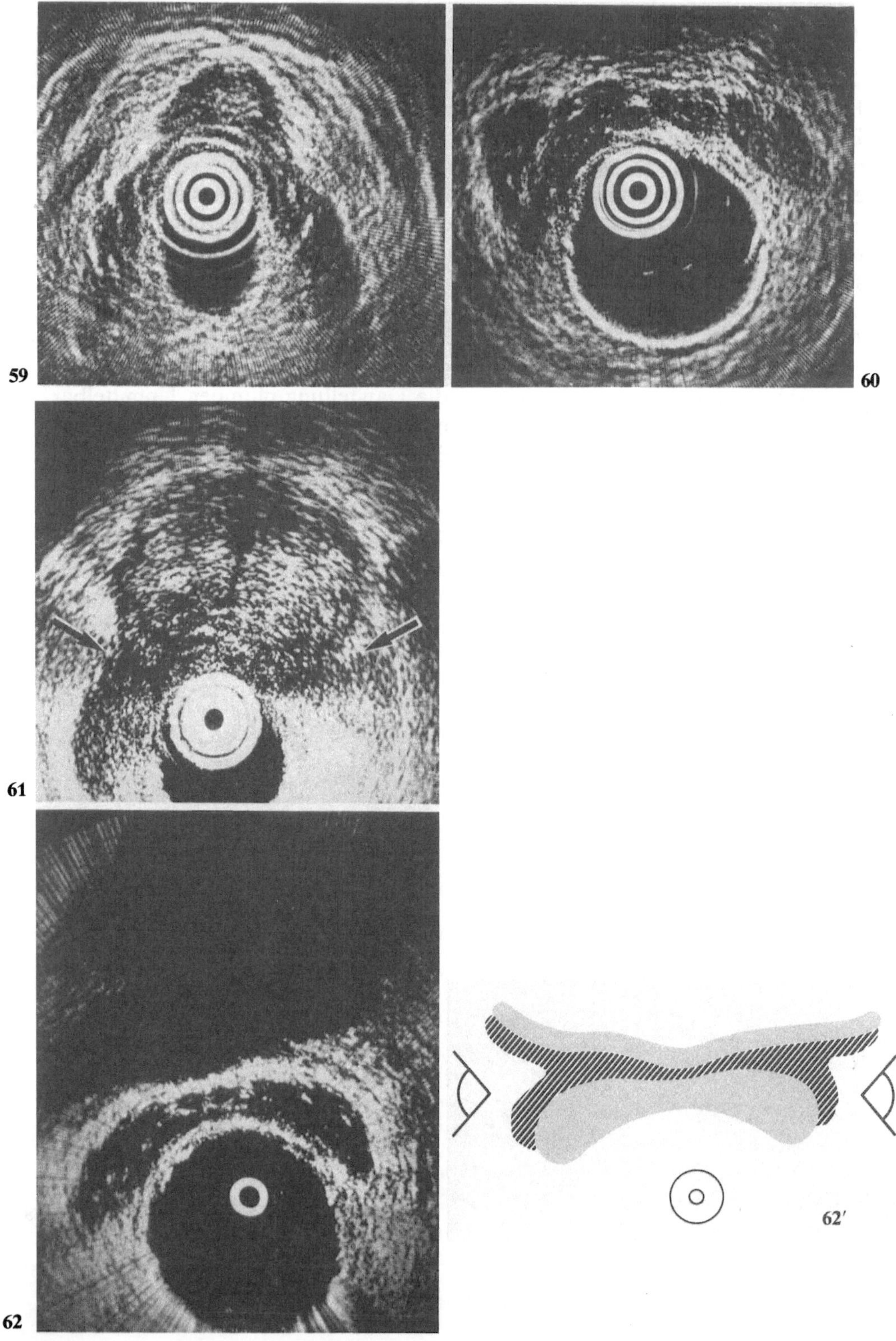
59
60
61
62
62′

Abb. 63. Linksseitige Vergrößerung der Samenblase (mit Binnenstrukturen) durch vorwiegend linksseitiges Wachstum des Mittellappens

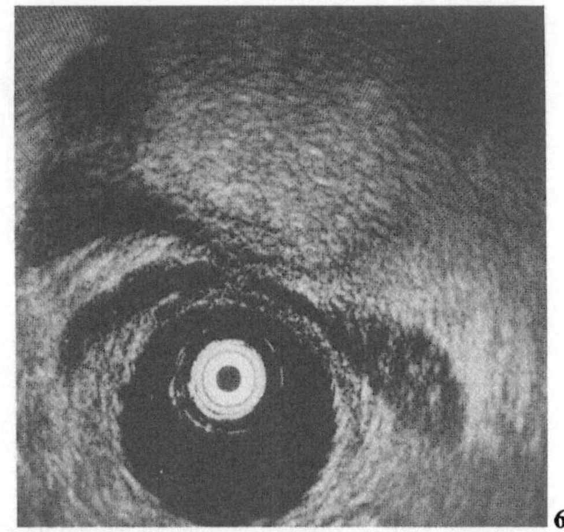
63

a
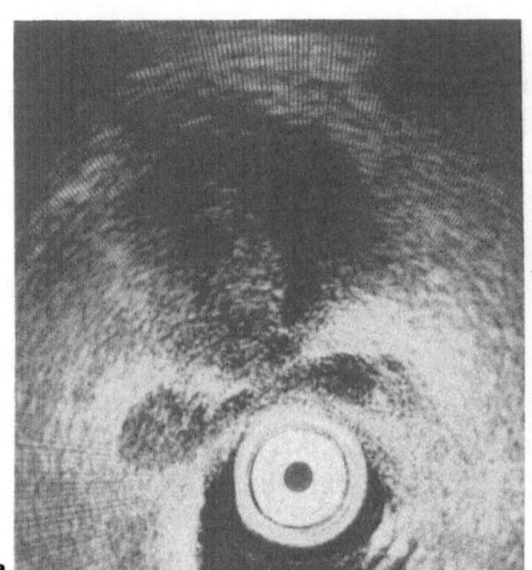

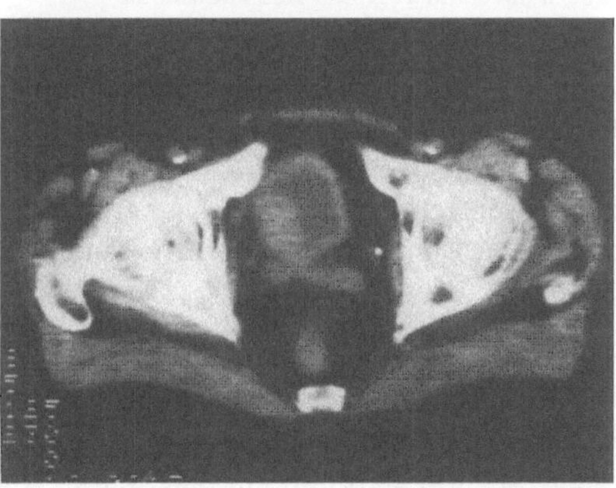
b

Abb. 64. **a** Vergrößerung der rechten Samenblase durch Blasentumor. Kein vergrößerter Mittellappen (!). **b** Computertomographie desselben Patienten

←

Abb. 59. Girlandenförmige Darstellung der Samenblasen

Abb. 60. Asymmetrie mit Vergrößerung der rechten Samenblase

Abb. 61. Übergang Samenblase (†) – Prostata bei BPH

Abb. 62. Annähernd gleicher Blasen-Samenblasen-Winkel

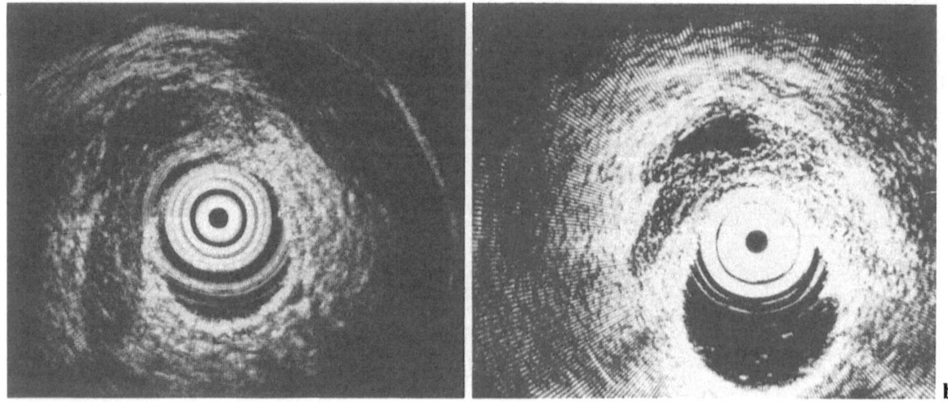

Abb. 65. a Zustand nach TUR mit rechtsseitiger Samenblasenvergrößerung. b Kontrolle nach 7 Monaten. Völlige Normalisierung der Samenblasengröße rechts. Rückgang der Prostatagröße bei nahezu unverändert großer Resektionshöhle

kann nicht festgestellt werden und ist klinischerseits sicher von untergeordneter Bedeutung. In einzelnen Fällen läßt sich nach TUR eine vorübergehende Größenzunahme nachweisen (Abb. 65 a, b). Beim Klinefelter-Syndrom sind die Samenblasen verkleinert [74, 75]. Über meßbare Veränderungen der Samenblasen nach einer Ejakulation berichtete Tanahashi [75].

3.4 Prostatakonkremente

Generell unterscheidet man echte, originäre Prostatakonkremente von falschen, die ihre Herkunft aus den oberen Harnwegen und der Blase haben. Letztere sind selten [26].

Prostatakalk kann bei 75% aller 20jährigen und bei nahezu 100% der Männer über 30 Jahren nachgewiesen werden [35].

Prostatakonkremente sind diagnostische Nebenbefunde und spielen klinisch eine untergeordnete Rolle. Nur in Ausnahmefällen, wenn sie eine bestimmte Größe erreichen bzw. in ihrer Lokalisation funktionelle Störungen hervorrufen, kommt ihnen eine diagnostische Bedeutung zu. Bei peripherer Lage, rektumnahe, können sie aufgrund der derben Konsistenz differentialdiagnostisch zum Prostatakarzinom eine Rolle spielen. Fox berichtet über das Vorkommen von 13,8% Prostatasteinen in 3510 Urogrammen [20]. Harada konnte nur in 28% der Fälle einen röntgenologischen Nachweis für sonographisch gefundene Steine erbringen [26].

Die Ursachen der echten Prostatakonkremente sind in erster Linie Infektionen in den Acini oder Drüsenausführungsgängen, Obstruktionen der Urethra durch Strikturen oder Adenome und Reflux von Urin in die Drüsengänge. In den durch bakterielle oder epitheliale Ablagerungen in der Folge erweiterten Drüsenschläuchen können sich durch Sekreteindickungen Corpora amylacea bilden (chemisch bestehen sie vorwiegend aus Glykoprotein und Mukoprotein), die wiederum zusammen mit Zelldetritus als Kern für die Steinbildung dienen [53]. Röntgenologisch können sich Steine in Abhängigkeit vom Kalksalzgehalt (chemische Zusammensetzung der anorganischen Anteile: Kalziumphosphat, Magnesiumphosphat, Magnesiumammoniumphosphat, Kaliumphosphat, Kalziumkarbonat und Kalziumoxalat) dem Nachweis entziehen. Prostatakonkremente sind bei entsprechend subtiler Scaneinstellung ab einer Größe von 2 mm an den für sie typischen Schallschatten erkennbar. Ab dieser Größe gelingt der Nachweis immer, und in nahezu 80% der Fälle können Steine bei der Prostatasonographie gefunden werden [26].

Sonographisch zu unterscheiden sind

1. Solitärsteine
2. Solitärsteine in uni- oder bilateraler, sichelförmiger Anordnung
3. Konglomeratsteine

Harada unterscheidet diesbezüglich zwischen einem Typ A und Typ B. Typ A stellt den Solitärstein dar und zeichnet sich durch schmale Echoreflexe aus. Typ B ist den Konglomeratsteinen zuzuordnen, wobei hier mehr die Art der Echoreflexe, nämlich ein dichteres Reflexbild, als diagnostisches Kriterium im Vordergrund steht. Die Entstehungsursachen dürften neben Steinen auch Gewebsformationen in unmittelbarer Umgebung infolge entzündlicher Vorgänge sein, die sowohl ursächlich als auch konsekutiv mit den Steinen in Verbindung gebracht werden können [26].

1) *Solitärsteine* (Abb. 66–68) finden sich über das ganze Organ verteilt, ohne bevorzugte Lokalisation. Allerdings kommen sie häufiger im Bereich der Innendrüse vor, in der sich ansonsten generell weniger Konkremente nachweisen lassen. Der durch den Stein bedingte Schallschatten kann – mehr bei

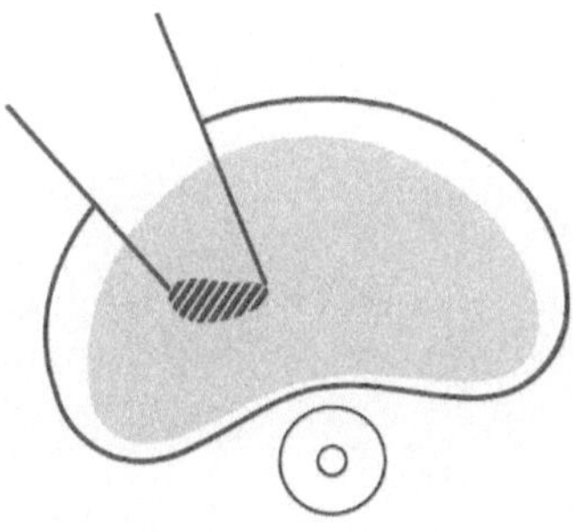

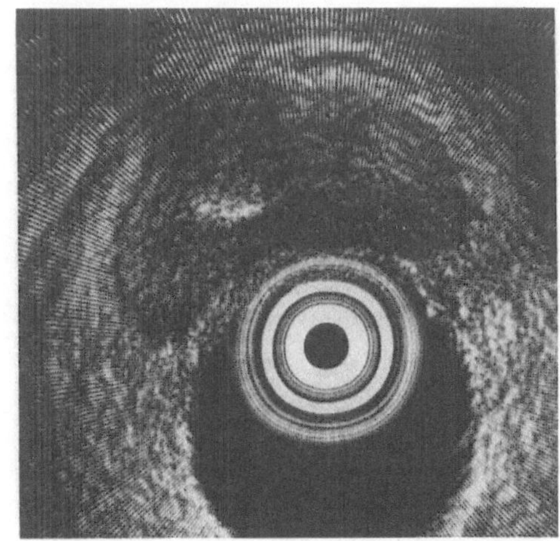

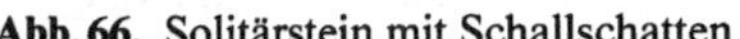

Abb. 66. Solitärstein mit Schallschatten

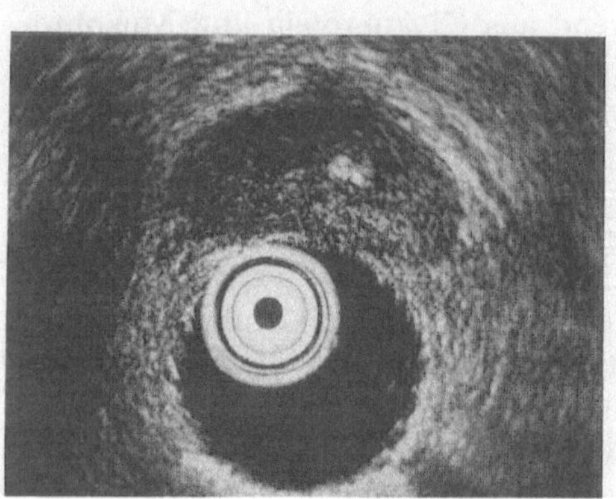

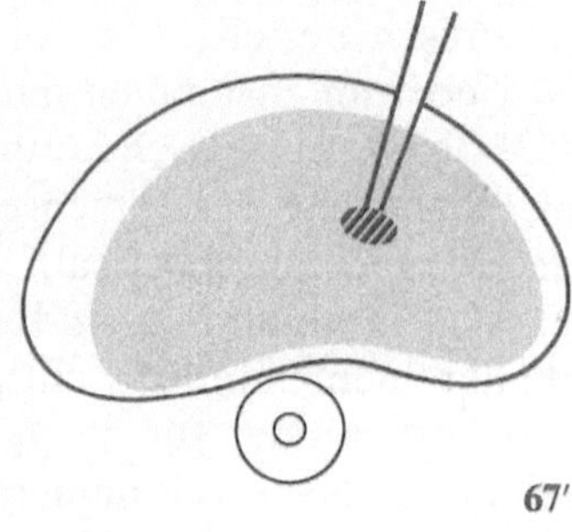

Abb. 67. Solitärstein mit typischem Schallschatten

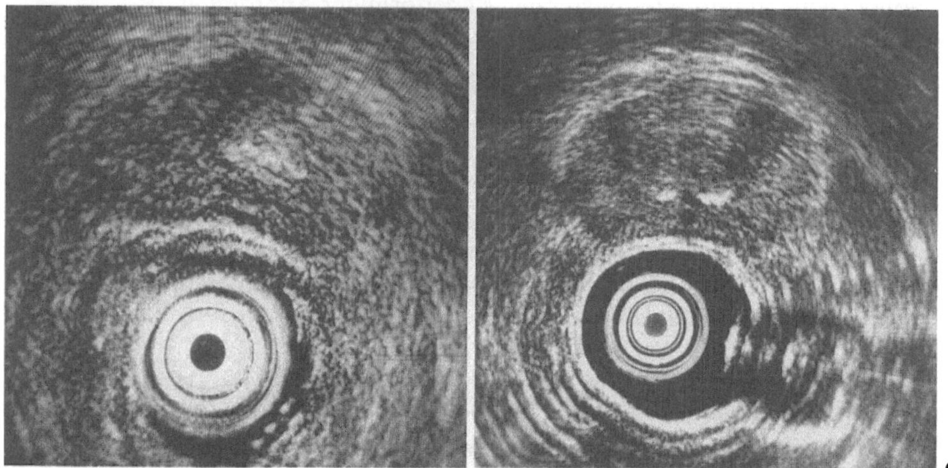

Abb. 68. Große, umschrieben echodichte Struktur in Prostatamitte mit nur angedeutetem Schallschatten

Abb. 69. Bilaterale Solitärsteine

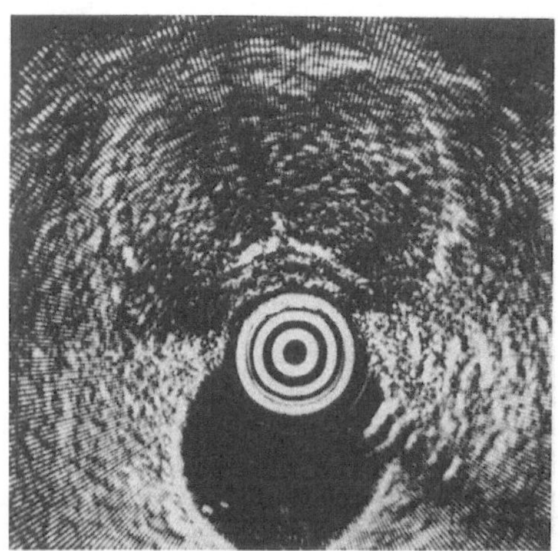

Abb. 70. Bilaterale, sichelförmige Anordnung mit scharfer Schallschattenabgrenzung

kleineren Konkrementen – sehr scharf markiert sein, wogegen größer imponierende solitäre Steine wohl in Abhängigkeit von der Umgebungsreaktion nur bei subtiler Einstellung einen sicher erkennbaren Schallschatten aufweisen (Abb. 68). Diese Tatsache spielt für die Zuordnung der Binnenstrukturen eine wesentliche Rolle. Der Schallschatten ruft zwangsläufig immer reduzierte Kapselechos hervor, die nicht mit einer echten Kapselunterbrechung verwechselt werden dürfen.

2) Entsprechend der Genese der BPH mit zentrifugalem Wachstum der Innendrüse können je nach seitbetonter Vergrößerung *Ansammlungen von Solitärsteinen* (Abb. 69 u. 70) an der Grenze zur Außendrüse ein sichelartiges Bild erzeugen. Diese Formation ist an sich mit pathognomonisch für die kontinuierliche Vergrößerung des Organs im Rahmen der BPH.

3) Die *Konglomeratsteine* (Abb. 71 a–e) mit irregulärem Echomuster und teils breitem, scharf definiertem sowie teilweise nur angedeutetem Schallschatten

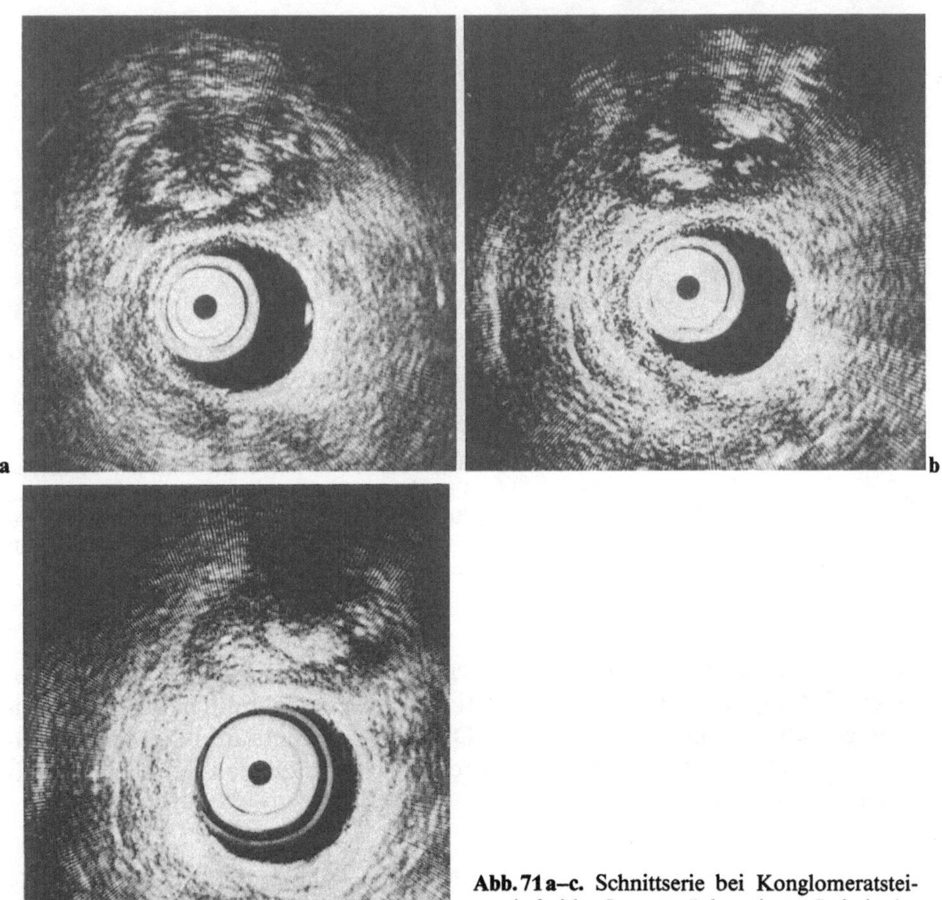

Abb. 71 a–c. Schnittserie bei Konglomeratsteinen in beiden Lappen. Inkrustierter Stein in der Harnröhre (s. Röntgenaufnahme)

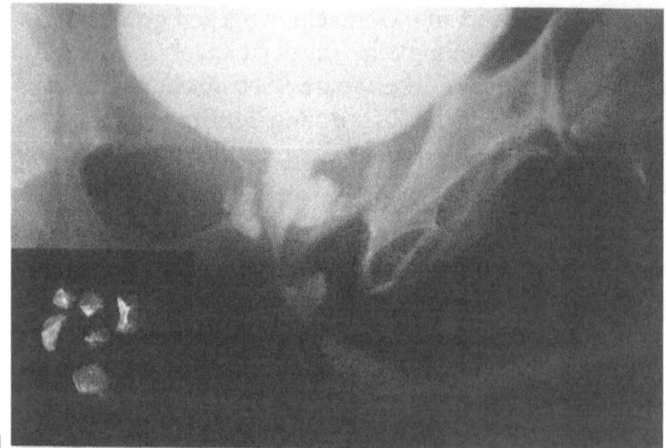

d

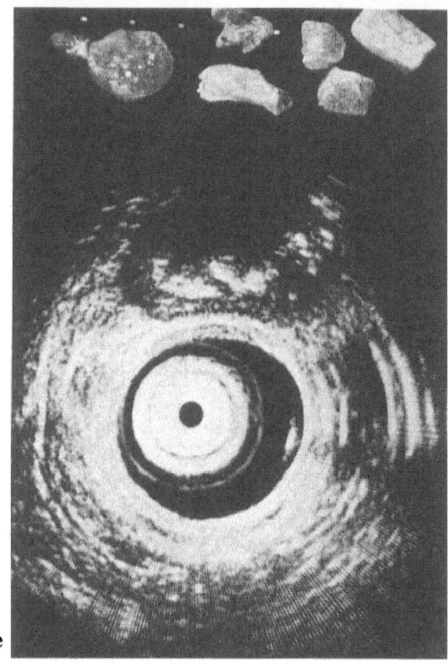

e

Abb. 71 d. CUG mit Konkrementen in beiden Lappen sowie Konkrement in der Urethra und Reflux von Kontrastmittel in die Prostata. **e** Präoperatives Bild sowie Steine nach operativer Entfernung

zeigen in ihrer Anordnung keine Regelmäßigkeit. Diese Art der Konkrementbildung zeigt sich bevorzugt bei chronisch-entzündlichen Erkrankungen gemäß der eigentlichen Genese. Das sehr differente Bild dieser Formation verstärkt die differentialdiagnostischen Schwierigkeiten der artdiagnostischen Strukturen.

4 Entzündliche Erkrankungen der Prostata

Bei der Prostatitis ist prinzipiell zwischen der unspezifischen, bakteriellen Prostatitis und der sog. „sterilen" Prostatitis zu unterscheiden, die in ca 10–20% der Fälle im Rahmen von Biopsien gefunden wird [43, 44].

4.1 Pathologie

Im Vordergrund der entzündlichen Erkrankungen der Prostata stehen v. a. bakterielle Infekte, deren Ursache sowohl lokaler, wie auch hämatogener oder lymphogener Natur sein kann. Des weiteren sind ursächlich Zirkulationsstörungen, sowie in geringerem Maße mechanische Irritationen anzunehmen.

Die akute katarrhalische Prostatitis zeigt sich nur gelegentlich in einer Vergrößerung des Organs. Aufgrund des tubuloazinösen Aufbaus der Drüse kann im Laufe eines entzündlichen Geschehens eine vermehrte Exsudation und leukozytäre Reaktion zur Verlegung der Ausführungsgänge führen. In der Folge kann es zu einem Konfluieren der zystisch erweiterten Acini und zu einer Abszedierung kommen, sowohl umschrieben wie auch diffus über das ganze Organ verteilt. Ausdruck des pathologischen Geschehens können letztlich wiederum zystische Erweiterungen mit Bildung von Corpora amylacea sowie indurative und narbige Veränderungen sein. Der Übergang zum chronischen und chronisch-rezidivierenden Stadium kann fließend sein. Die vermehrte Konkrementbildung in der Prostata ist mit eine Folge der chronischen Prostatitis [55].

4.2 Sonographie

Durch das noch relativ unveränderte Organ des jüngeren Patienten ist bei der *akuten Prostatitis* die sonographische Grundstruktur der normalen Drüse meist durchgehend erkennbar. So geht die nicht abszedierende Prostatitis mit einer leichten Größenzunahme des Organs einher, wobei sich durch das entzündliche Ödem eine mehr ovaläre Form zeigen kann [62]. Die für den jüngeren Patienten im Normalfall in gleichem Maße vorkommende mehr trianguläre Form ließ sich bei den Fällen der akuten Prostatitis nicht nachweisen (Abb. 72a–c).

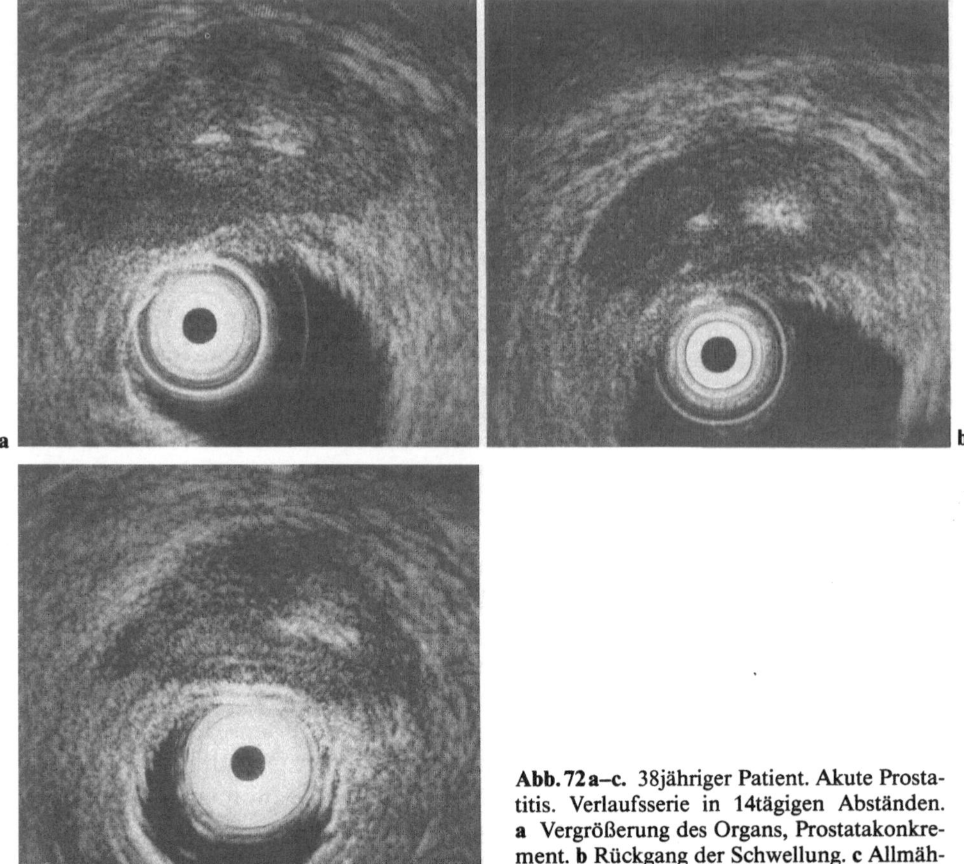

Abb. 72a–c. 38jähriger Patient. Akute Prostatitis. Verlaufsserie in 14tägigen Abständen. **a** Vergrößerung des Organs, Prostatakonkrement. **b** Rückgang der Schwellung. **c** Allmähliche Rückbildung mit erkennbarer triangulärer Form

Die *Binnenstruktur* ist in sich homogen, jedoch aufgelockert. Sie kann allerdings bei einem umschriebenen Geschehen sonographisch auch durch eine – ähnlich dem Adenomknoten – sich verstärkt abgrenzende, strukturdichtere Zone erkennbar sein (Abb. 73a–c, 74a, b u. 75). Hier muß, wenn die Rede vom jugendlichen Patienten ist, die differentialdiagnostische Möglichkeit des Adenomknotens naturgemäß in der Regel ausscheiden. Zudem spielt natürlich das klinische Bild und der Tastbefund wie auch der bakterielle Befund eine entsprechende Rolle. Aus dem Bereich der Urethra kann sich ein Schallschatten

→

Abb. 73a–c. Akute Prostatitis (40jähriger Patient). Schnittserie **a–c**: Prostata normal groß; umschriebene echodichtere Zone im linken Lappen, in sich jedoch homogen *(Zeichnung)*. Kapsel gut abgrenzbar

Abb. 74. a Akute bakterielle Prostatitis (34jähriger Patient). Umschrieben echodichtere, homogene Struktur im linken Lappen mit Vorwölbung der Randkontur (↑). **b** Kontrolle nach 3 Wochen. Deutliche Rückbildung der Vorwölbung. Unverändert dichte Echostruktur links (↑)

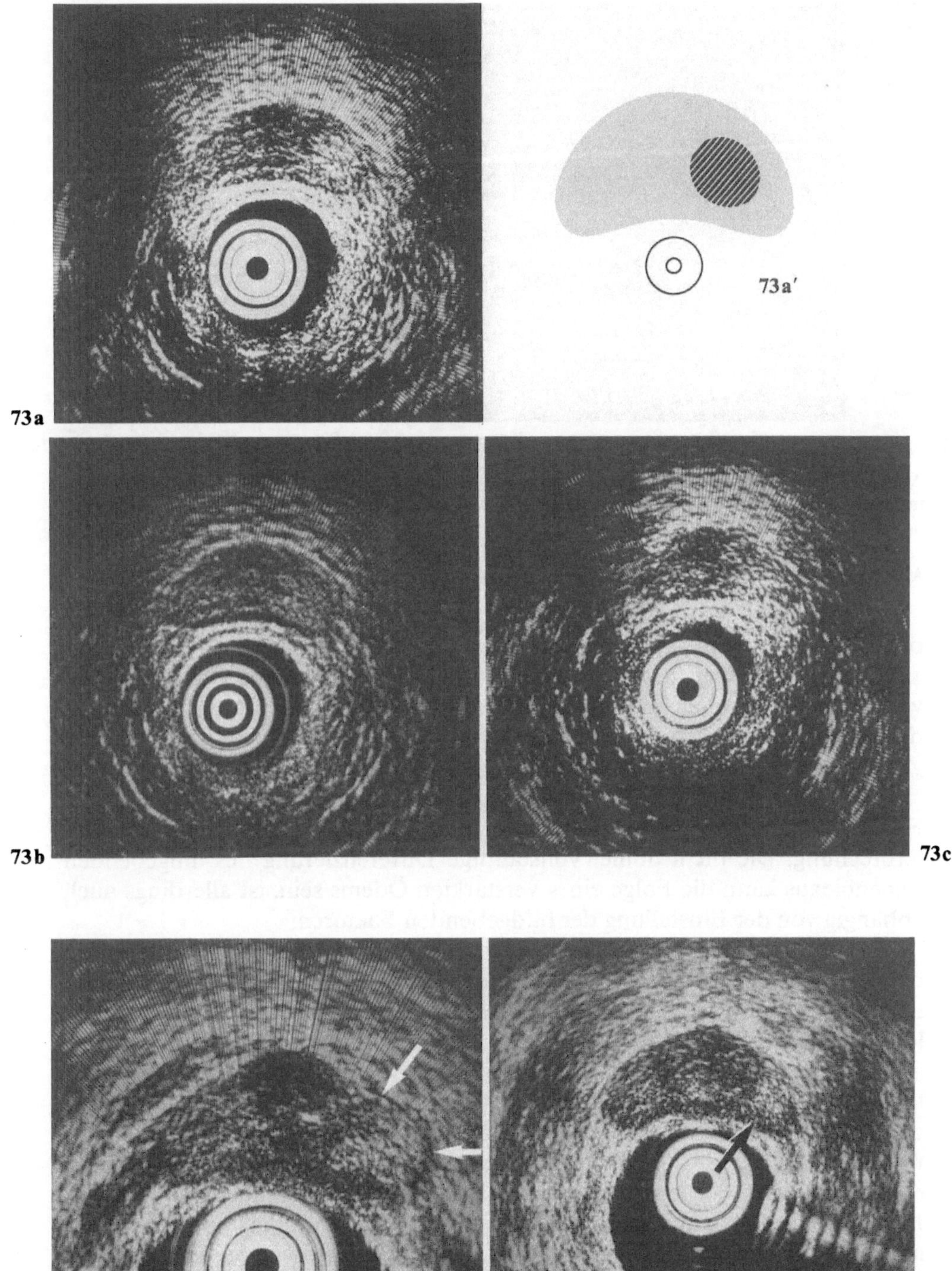
73a'
73a
73b
73c
74a
74b

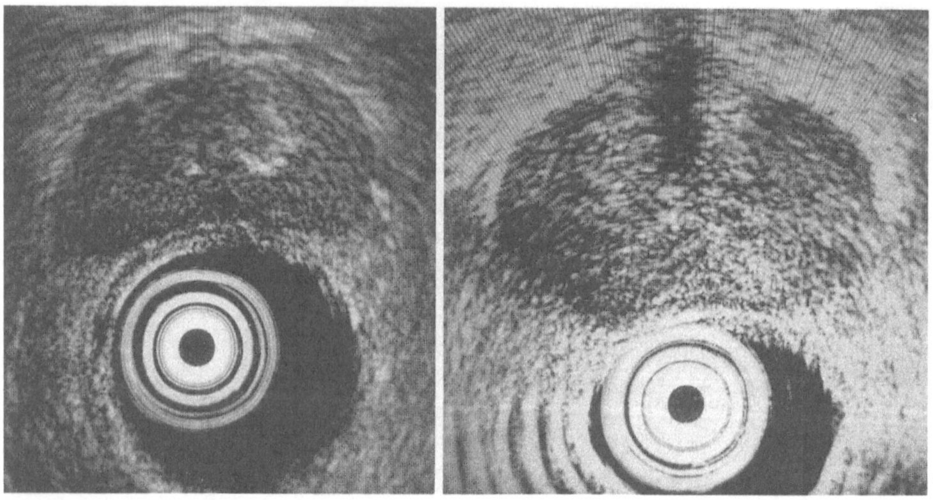

75 76

Abb. 75. Akute Prostatitis (40jähriger Patient). Vorwölbung des linken Lappens. Echodichte Struktur mit angedeutetem Schallschatten. Beginnende Konkrementbildung. Anamnestisch rezidivierende Beschwerden

Abb. 76. Schallschattenphänomen aus dem Innendrüsenbereich

projizieren, der – mit Ausnahme des katheterbedingten Schattens – nur bei entzündlichen Veränderungen nachweisbar ist. Dieses Phänomen könnte durch verstärkte Reflexzonen im Bereich der Innendrüse bzw. durch Addition der beiden Randschatten, bedingt durch die Urethra, zu erklären sein (Abb. 76). Eine gesicherte Erklärung liegt nicht vor.

Die *Kapselechos* erscheinen meist verstärkt und als isoliert verdichtete Echostrukturen nicht immer abgrenzbar, allerdings findet sich keine Konturunterbrechung. Die nicht immer vollständige Differenzierung des umgebenden Venenplexus kann die Folge eines verstärkten Ödems sein, ist allerdings auch abhängig von der Einstellung der bildgebenden Faktoren.

Das sonographische Bild der *chronischen Prostatitis* gehört sicher mit zu den am schwersten interpretierbaren Bildern dieser speziellen Diagnostik. Dies liegt in erster Linie an der unterschiedlichen Darstellung der vielfältigen pathologischen Veränderungen.

Die *Größe* und *Form* der Prostata wird bestimmt durch die bei fortschreitendem Alter schon physiologischerweise vorliegende Vergrößerung des Organs, die mit insgesamt geringen Variationen eine weitgehende Symmetrie aufweist. Die *Kapsel* ist durchgehend dargestellt. In Abhängigkeit vom Ausmaß entzündlicher bzw. zystischer Veränderungen und dadurch auch verändertem Flüssigkeitsgehalt kann es zu partiell verstärkten Kapseldarstellungen kommen. Durch das häufige Vorliegen von Verkalkungen mit entsprechenden Schallschatten sowie dadurch bedingter, verminderter Kapselechos ist diesen Bildern zur Abgrenzung einer echten, infiltrationsbedingten Kapselunterbrechung besondere Aufmerksamkeit zu widmen (Abb. 77 a–d).

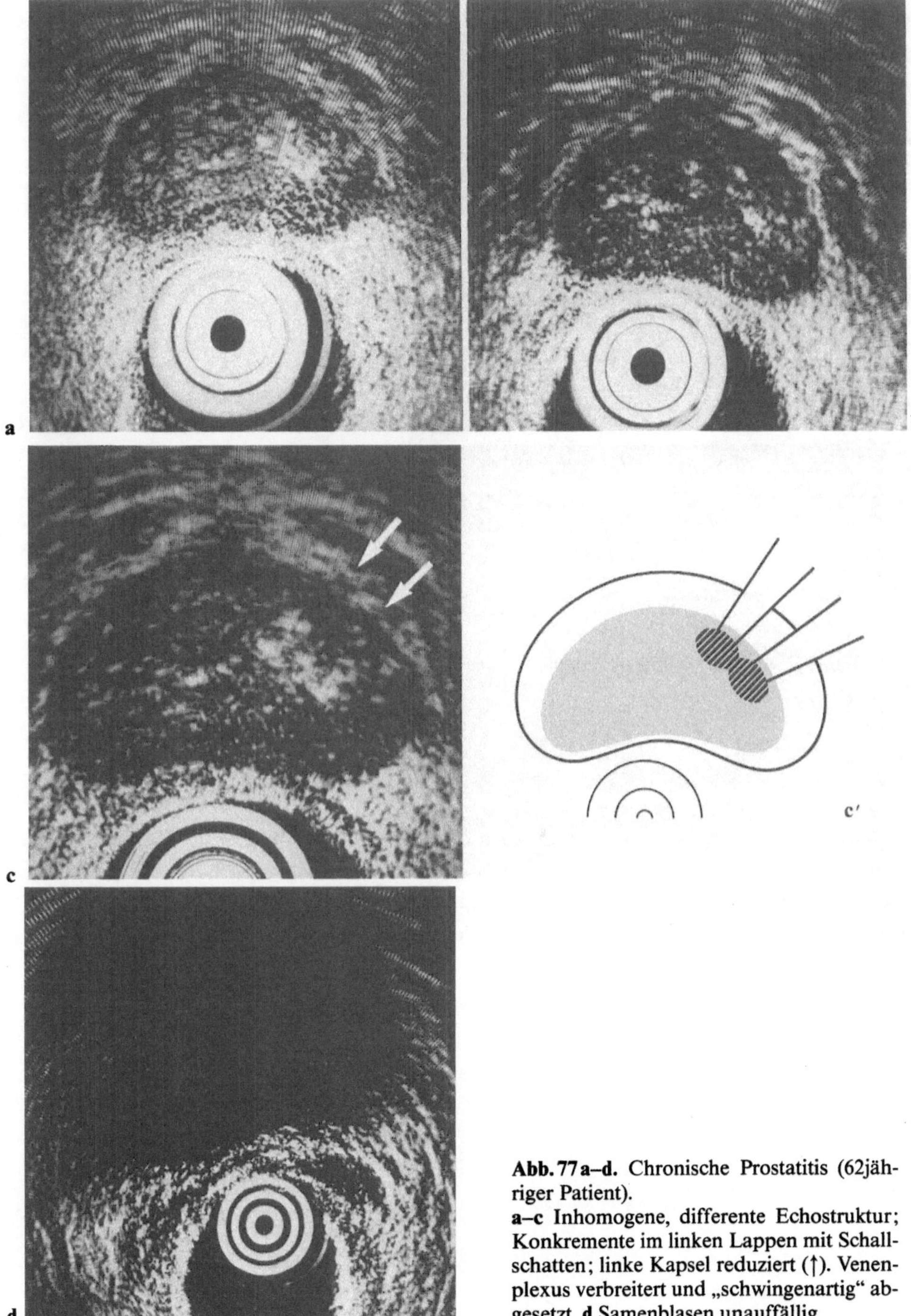

Abb. 77 a–d. Chronische Prostatitis (62jähriger Patient).
a–c Inhomogene, differente Echostruktur; Konkremente im linken Lappen mit Schallschatten; linke Kapsel reduziert (↑). Venenplexus verbreitert und „schwingenartig" abgesetzt. **d** Samenblasen unauffällig

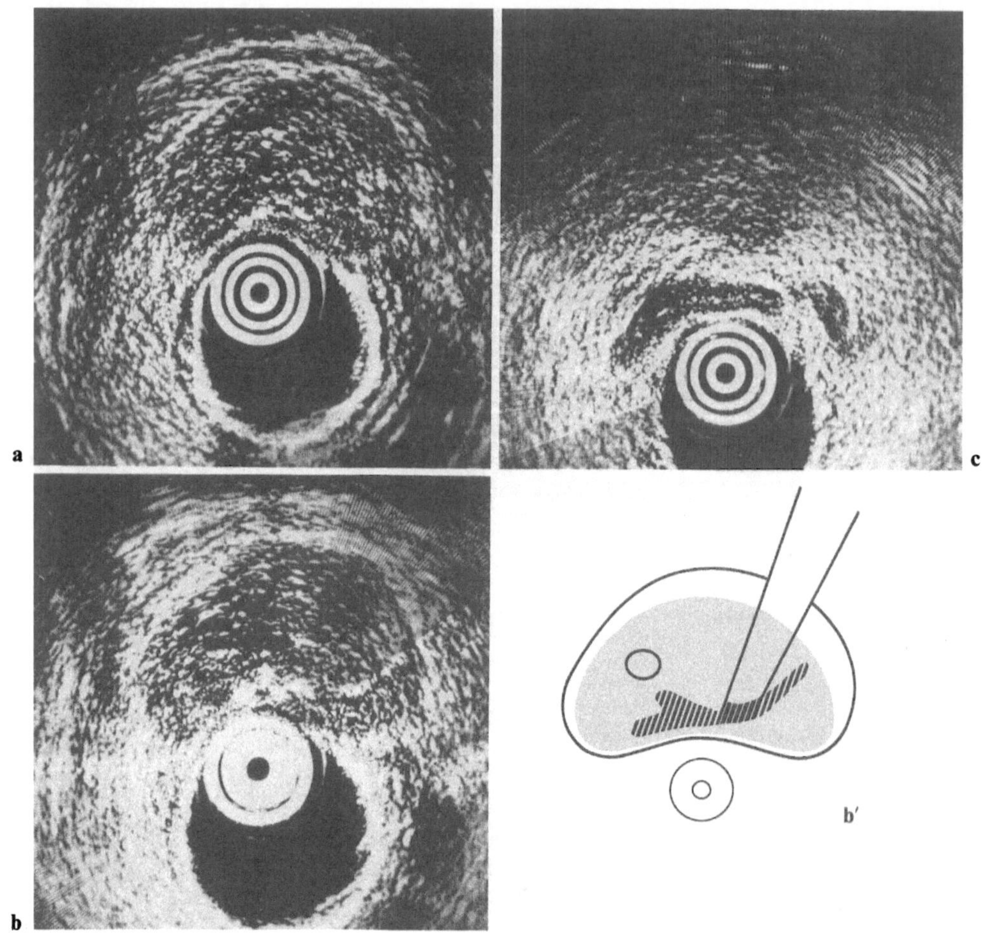

Abb. 78. a, b Chronische Prostatitis (70jähriger Patient). Inhomogene Echostruktur mit zystischen Veränderungen *(Zeichnung);* rektumnahe strukturdichte Zone mit Schallschatten; Kapsel unauffällig. **c** Samenblase gering asymmetrisch

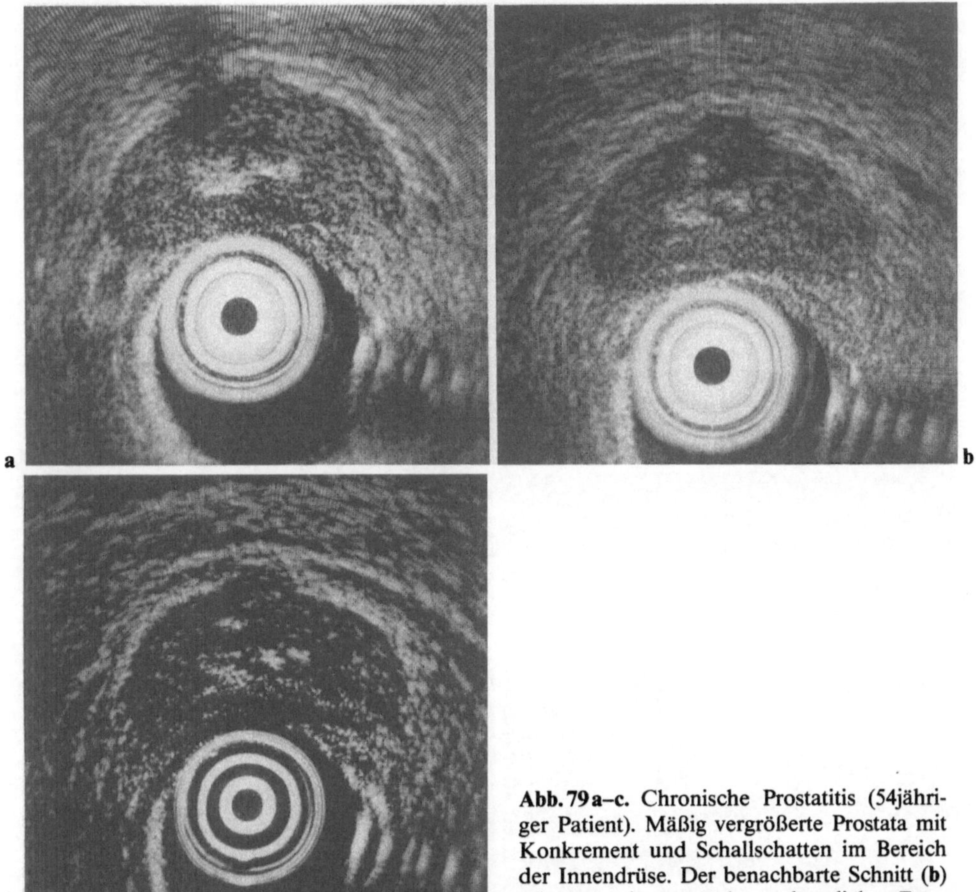

Abb. 79 a–c. Chronische Prostatitis (54jähriger Patient). Mäßig vergrößerte Prostata mit Konkrement und Schallschatten im Bereich der Innendrüse. Der benachbarte Schnitt (**b**) zeigt nur eine zentrale strukturdichte Zone ohne Schallschatten. Kapselechos unauffällig

Das *Strukturbild* ist sehr vielschichtig und zeigt häufig ein über mehrere Schnitte wechselndes Bild (Abb. 78 a–c, 79 a–c u. 80 a–d). Im Vordergrund stehen Strukturverdichtungen, die sich um den Bereich der Innendrüse, wie auch vornehmlich rektumnah darstellen. Letztere sind bedingt durch die hier häufig vorliegenden Corpora amylacea an der Grenze Adenom – eigentliches Prostatagewebe.

Infolge dadurch verstärkter Konkrementbildung können in Abhängigkeit vom Grad der Verkalkungen der hier vorliegenden Corpora amylacea gerade aus diesem Bereich Schallschatten das ventral gelegene Echobild stören (Abb. 81).

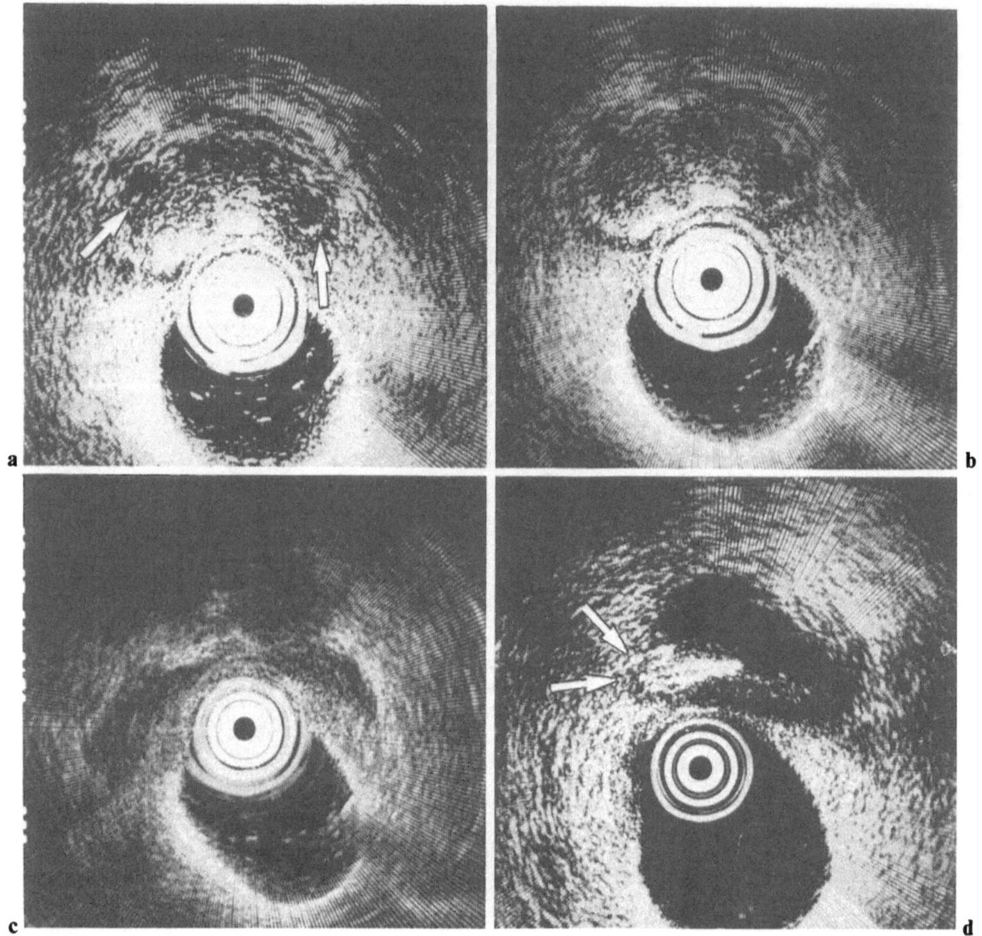

Abb. 80 a–d. Chronische abszedierende Prostatitis (65jähriger Patient). Schnittserie **a–c:** Ausgeprägt inhomogenes Echobild. Zystische Veränderungen beiderseits (↑). Rektumnahe strukturdichte Zone ohne Schallschatten. Kapsel unauffällig. Rechte Samenblase vergrößert. **d** Zustand nach TUR mit Erfassung des strukturauffälligen Bereiches. Die umschriebene Verdichtung (↑) an der Resektionskante ist postoperativ bedingt

Aus der Anordnung der Corpora amylacea bzw. den echodichteren perirektalen Strukturen ist häufig eine gewisse Symmetrie erkennbar (Abb. 81–83). Diese mehr symmetrischen Veränderungen zeigten sich in 58% unseres Krankengutes bei den histologisch gesicherten chronischen Prostatitiden (115 Patienten) [62].

Nachdem die chronische Prostatitis häufig mit einer Hyperplasie einhergeht, kommt den meist nur gering vergrößerten, gelegentlich leicht asymmetrischen *Samenblasen* in diesen Fällen keine wesentliche diagnostische Bedeutung zu.

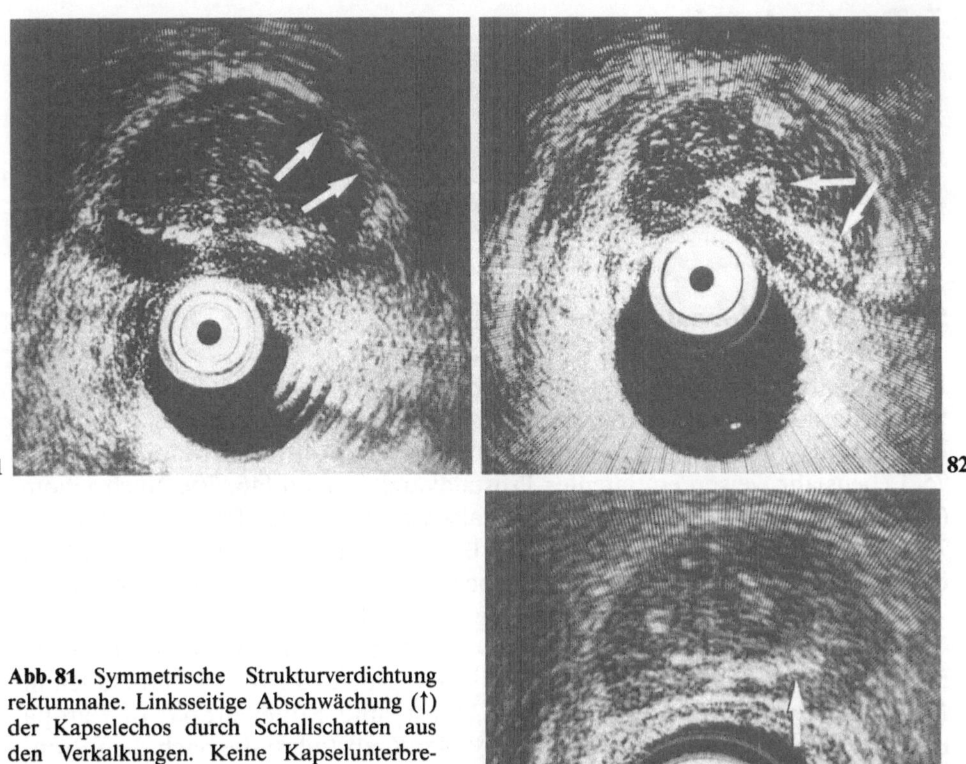

Abb. 81. Symmetrische Strukturverdichtung rektumnahe. Linksseitige Abschwächung (↑) der Kapselechos durch Schallschatten aus den Verkalkungen. Keine Kapselunterbrechung

Abb. 82. Strukturverdichtung vorwiegend in der Mitte (periurethral) und linksseitig (↑)

Abb. 83. Symmetrische Strukturverdichtung und kleiner Schallschatten (↑)

Die differentialdiagnostische Abgrenzung zum Prostatakarzinom, speziell im Falle der granulomatösen Prostatitis, kann äußerst schwierig bzw. unmöglich sein. Aus diesen Gründen müssen bei dem sehr variablen Bild der chronischen Prostatitis in der sonographischen Diagnostik alle Parameter, v. a. die Form, die Kapseldarstellung und das Strukturbild abgewogen werden. Hier ist im Zweifelsfall entweder eine gezielte Punktion angezeigt (auch bei negativem Tastbefund) oder Kontrollsonogramme in allerdings nicht früher als halbjährlichen Abständen, da vorher nicht mit sonographisch faßbaren Veränderungen gerechnet werden kann, es sei denn, daß sich von klinischer Seite besondere Aspekte ergeben.

5 Prostatakarzinom

5.1 Pathologisch-anatomische Grundlagen

Das Prostatakarzinom weist die höchste durchschnittliche Altershäufigkeit aller Karzinome mit einer altersspezifischen Inzidenz in der 7. und 8. Lebensdekade auf. 10–20% der Männer mit 60 Jahren und 20–40% der Männer ab dem 75. Lebensjahr weisen ein latentes Prostatakarzinom auf [46, 70]. Nach Dhom (1978) liegt die Zahl der latenten Prostatakarzinome bei den Patienten zwischen 70 und 80 Jahren bei 51% [14]. In der Bundesrepublik Deutschland wird bei etwa 11 Millionen Männern im Alter über 40 Jahre mit einer jährlichen Neuerkrankungsrate von ca. 12500 Patienten gerechnet [14].

Die Mortalitätsrate (Sterbefälle/100000 Männer) zeigt weltweit erhebliche regionale Unterschiede mit einem deutlichen Gipfel von 10–35 Sterbefällen in Nordamerika, Australien sowie Nord-, West- und Mitteleuropa. In Europa nimmt das Prostatakarzinom mit 10–12% der Krebstodesfälle nach dem Bronchial- und Magenneoplasma die 3. Stelle ein.

Zwischen histologischem Typ, Ausbreitungsstadium bei der Primärdiagnose und Prognose besteht eine enge Korrelation [17]. Die Lebenserwartung ist jedoch umso stärker herabgesetzt, je fortgeschrittener das klinische Stadium zum Zeitpunkt der Diagnose ist [37].

Von den verschiedenen anatomischen und pathomorphologischen Einteilungen auf ultrastruktureller, histochemischer und funktioneller Basis bleibt für die Lokalisationsgenese des Prostatakarzinoms sinnvollerweise nur die Einteilung in das Karzinom der Innen- und Außendrüse [37].

Die Vielfalt des pathologischen Bildes des Prostatakarzinoms mit den sich daraus ergebenden sonographisch-diagnostischen Schwierigkeiten verlangt eine kurze Erörterung der einzelnen pathologisch-anatomischen Parameter. Das Auftreten des Prostatakarzinoms ist häufig multifokal. Die frühere Meinung des vorwiegend dorsalen Sitzes in der Außendrüse kann aufgrund großer Untersuchungsreihen nicht aufrecht erhalten werden. In gleicher Häufigkeit sind die dorsalen und seitlichen Abschnitte betroffen sowie nur in etwas geringerer Häufigkeit auch die frontalen Abschnitte der Außendrüse [17].

Byar u. Mostofi (1972) konnten in 45% der Fälle ausschließlich periphere, in 52,5% der Fälle kombiniert peripher und zentral wachsende und in nur einem Fall von 208 Fällen ein ausschließlich zentral sich entwickelndes Karzinom nachweisen [8]. Kastendieck et al. fanden mit gleicher Sektionstechnik in 80% der Fälle eine vorwiegende Tumorausdehnung im mittleren Drüsenabschnitt sowie apikal, in 28% unifokal und in 52% mindestens bifokal [39]. Das Prostatakarzinom entsteht auf dem Boden eines hoch aktiven und sekretionstüchtigen Epithels [27, 52]. Die BPH stellt keine eigentliche Prädisposition für das Prostatakarzinom dar. Zwischen beiden besteht eine einfache Koinzidenz [34]. Außer einer BPH ist das gleichzeitige Vorhandensein von sklerosierend atrophischen Bezirken, einer chronischen Prostatitis, Infarkten, postatrophischen Hyperplasien, von Metaplasien sowie atypisch irregulären Epithelproliferationen im Sinne von Dysplasien für das Prostatakarzinom pathognomonisch [26, 39].

Pathologisch-anatomisch wird ganz allgemein zwischen dem vom drüsigen Anteil ausgehenden Adenokarzinom und dem anaplastischen Karzinom unterschieden [37]. Diese als „gewöhnliche" Prostatakarzinome klassifizierten Tumoren [16] machen 97,7% der Prostatakarzinome aus und werden in Deutschland eingeteilt in Karzinome mit uniformem und pluriformem Muster unter weiterer Berücksichtigung des drüsigen Differenzierungsgrades [39]. Der Rest (2,3%) sind endometroide und verschleimende Karzinome, Plattenepithelkarzinome und Urothelkarzinome (Tab. 2).

Neben der Tumorklassifizierung stellt das „Grading" eine weitere Differenzierung des Tumors in Abhängigkeit von den tumorbildenden Anteilen (Drüsenarchitektur, Stroma) dar. Nach Dhom (1976) wird ein hochdifferenziertes Adenokarzinom (G 1), ein wenig differenziertes Adenokarzinom (G 2), ein kribriformes Karzinom (G 3) und ein anaplastisches solides Karzinom (G 4) unterschieden [15]. Klinisch von Bedeutung sind neben dem primär sich lokal manifestierenden Karzinom die Tumoren, die sich entweder bei lokal unauffälli-

Tabelle 2. Klassifizierung des Prostatakarzinoms. Prostatakarzinomregister Homburg/Saar. (Aus Dhom [16], S. 9)

	n	[%]
I. Gewöhnliches Prostatakarzinom	6601	97,7
A. *Uniformes* Prostatakarzinom		
1. Hochdifferenziertes Adenokarzinom	924	13,67
2. Wenig differenziertes Adenokarzinom	1057	15,64
3. Kribriformes Karzinom	470	6,95
4. Solides, undifferenziertes Karzinom	526	7,78
B. *Pluriformes* Prostatakarzinom		
1. Hoch und wenig differenziertes Adenokarzinom	463	6,85
2. Kribriformes und solides Karzinom	408	6,04
3. Kribriformes Muster in anderen Typen	1707	25,26
4. Andere Kombinationen	1046	15,48
II. Seltene, spezielle Karzinome	157	2,3
1. Endometrioides Karzinom	8	0,12
2. Urotheliales Transitionalzellkarzinom	126	1,87
3. Plattenepithelkarzinom	14	0,21
4. Verschleimendes Karzinom	9	0,13
Gesamt	6758	100

gem Befund primär aufgrund von Fernmetastasen manifestieren oder erst vom Pathologen zufällig im Operationspräparat einer BPH entdeckt werden. Folgende Begriffsbestimmungen sind üblich:

- Klinisch manifestes Karzinom: Prostatakarzinom, das entweder ausschließlich lokal oder gleichzeitig lokal und durch eine Fernmetastase in Erscheinung tritt.
- Okkultes Karzinom (occultus = versteckt): Prostatakarzinom, das sich primär nicht lokal, sondern durch seine Metastasen klinisch manifestiert.
- Inzidentelles Karzinom (incidere = unvermutet auf etwas stoßen): Klinisch unvermutetes, vom Pathologen im Operationspräparat einer benignen BPH zufällig entdecktes Prostatakarzinom.
- Latentes Karzinom (latens = heimlich, verborgen): Prostatakarzinom, das sich zu Lebzeiten der Diagnose entzogen hat und erst bei der Obduktion entdeckt wird [37].

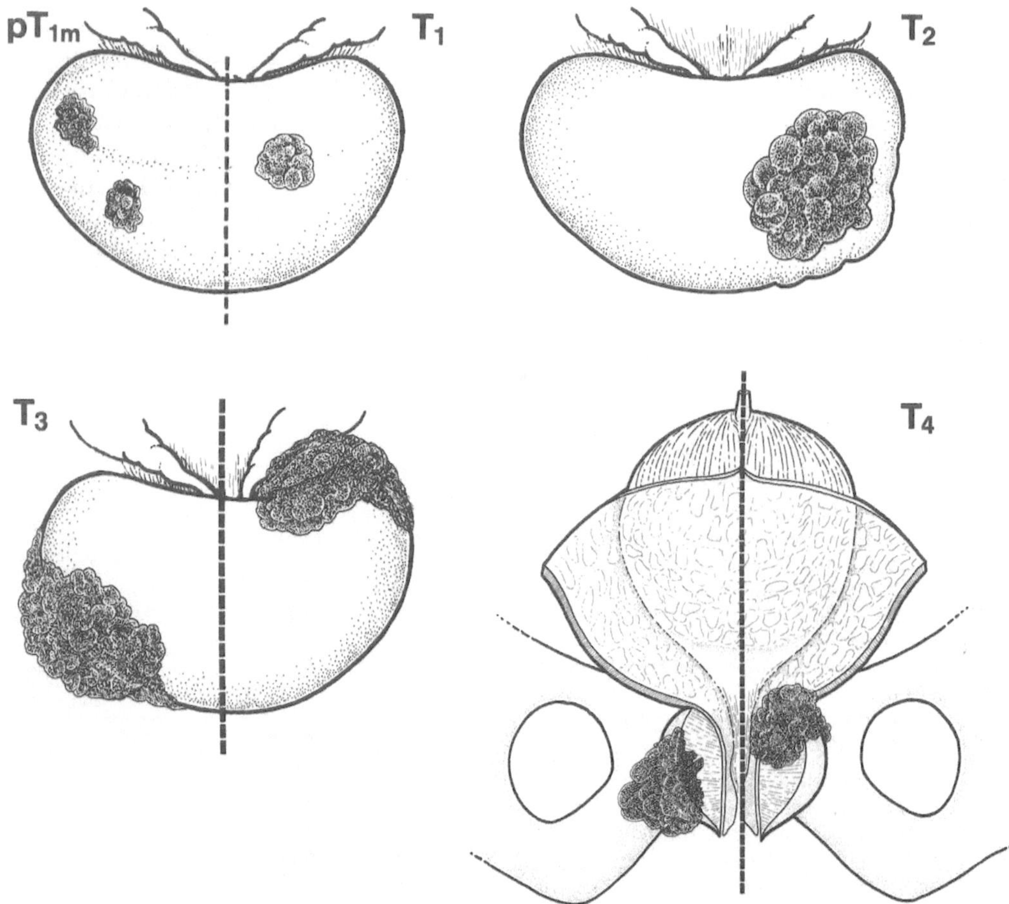

Abb. 84. TNM-Klassifikation. (Aus Spiessl et al. [72a])

Die Häufigkeit des inzidentellen Karzinoms liegt nach Literaturangaben zwischen 5 und 21% [13, 53, 68].

Die Zahl der latenten Prostatakarzinome ist deutlich altersabhängig, und ihre Feststellung schwankt in Abhängigkeit von den durchgeführten Sektionstechniken [41]. Dhom fand in einem unselektierten Autopsiegut bei 36,4% aller Männer über 45 Jahre ein latentes Karzinom [16].

Sowohl prätherapeutisch als auch für das weitere Vorgehen in der Therapie ist für den Kliniker die lokale Ausdehnung des Prostatakarzinoms von Bedeutung. Der ursprünglich von Whitmore (1956) eingeführten Stadieneinteilung liegt die amerikanische Klassifizierung (A–D) zugrunde [10, 84] (Abb. 84).

Weit verbreitet ist heute auch die von der UICC vorgenommene Einteilung auf der Basis des Lokalbefundes T, des Lymphknotenstatus N und der Fernmetastasierung M (Tabelle 3) [37, 54].

Tabelle 3. Gegenüberstellung des derzeitigen amerikanischen Stadiensystems beim Prostatakarzinom und der UICC-Klassifikation (TNM-System). (Nach Murphy [54])

Amerikanisches System	TNM-System (UICC 1979)
Stadium A: Inzidentelles Karzinom	*Kategorie T_0, N_0, M_0:* Kein tastbarer Tumor
A_1: Fokal	**pT_0:** Fokal
A_2: Diffus	**pT_0 (m):** Multifokal
Stadium B: Begrenzt auf die Prostata	*Kategorien T_{1-2} N_0, M_0*
B_1: Kleiner palpabler Knoten	**T_1:** Intrakapsulärer Tumor, umgeben von normaler Drüse
B_2: Großer Tumor oder multiple	**T_2:** Tumor auf Drüse beschränkt, Kontur deformiert, seitliche Sulci und Samenblasen nicht befallen
Stadium C: Begrenzt auf periprostatisches Gebiet	*Kategorien T_{3+4}, N_0, M_0*
C_1: Ohne Samenblasenbefall (< 70 g)	**T_3:** Kapselüberschreitend, mit oder ohne Befall der seitlichen Sulci *und/oder* der Samenblasen
C_2: Mit Samenblasenbefall (> 70 g)	**T_4:** Fixierter Tumor oder Ausbreitung auf benachbarte Strukturen
Stadium D: Metastasierendes Karzinom	*Kategorien T_{0-4}, N_{1-4}, M_0 oder T_{0-4}, N_{0-4}, M_1*
D_1: Pelvine Lymphknotenmetastasen oder Ureterobstruktion mit Hydronephrose	**N_{1-3}:** Befall regionärer Lymphknoten
D_2: Skelett- oder Weichteilmetastasen oder juxtaregionäre Lymphknotenmetastasen	**M_1:** Fernmetastasen **N_4:** Befall juxtaregionärer Lymphknoten

Neben der Manifestationsmöglichkeit des Prostatakarzinoms ist die Kenntnis der 2 Ausbreitungswege – zentral in Richtung Innendrüse oder zur Peripherie gerichtetes Wachstum – auch für die Festlegung der sonographischen Parameter erforderlich. Es ist jedoch zu berücksichtigen, daß die rektale Untersuchung in 4 von 5 Fällen eine Unterschätzung der Lokalausbreitung und v. a. der Stadien T 1 und T 2 ergibt, ebenso eine Unterschätzung in der Frage nach der Kapselüberschreitung des Karzinoms (T 3) [39]. Bei fehlender Fernmetastasierung sind 45–50% der Karzinome lokal den Stadien T 3 und T 4 zuzuordnen [4, 36, 48].

Wenn einleitend auf die verschiedenen Tumorklassifizierungen eingegangen wurde, so lediglich in der Absicht, einen, wie bereits erwähnt, kurzen Überblick zum besseren Verständnis dieses sehr komplexen Geschehens zu geben. Es muß gleich vorweggenommen werden, daß die sonographische Diagnostik eine Zuordnung zum histologischen Bild nicht erlaubt.

5.2 Sonographische Darstellung des Prostatakarzinoms

Die Orientierung des Untersuchers hat sich bei vorliegendem Verdacht auf ein Prostatakarzinom, sei er palpatorisch bedingt oder durch andere klinische Verdachtsmomente verstärkt, an die Vorgaben sonographischer Befundkonstellationen zu halten, da das Prostatakarzinom ein sehr komplexes Bild darstellen kann. Die diagnostischen Kriterien betreffen die Binnenstruktur, die Organkapsel, die Organform sowie die Samenblasen.

Die *Binnenstruktur* des Prostatakarzinoms ganz allgemein reicht vom vorwiegend homogenen Strukturbild bis zur völligen Irregularität. Die homogene Struktur der Prostata weist im „Normalfall" der BPH eine zwar leichte Zunahme der Reflexe in sich auf, läßt jedoch die Homogenität weiter erkennen. Treten zu diesem Bild Veränderungen, die auf dem Boden des hyperplastischen Geschehens zu suchen sind, so beginnt die Inhomogenität des Strukturbildes. Bei der Differenzierung echodichter Bezirke sind die Prostatakonkremente durch die sie charakterisierenden Phänomene (Abhängigkeit der Echoverstärkung, Schallschatten) als eigene Strukturgruppe gut einzuordnen [35]. In ähnlicher Weise gilt dies auch für die „strukturreichere" BPH-typische systematische Anordnung der Corpora amylacea an der Grenze Innen- und Außendrüse (Abb. 83). Bei der chronischen Prostatitis kann die periurethrale Verdichtungszone noch als pathognomonisch gelten (Abb. 85). Als weitere in sich begrenzte Zone echodichter Strukturen ist neben der sich vergrößernden Innendrüse der umschriebene Adenomknoten zu nennen (Abb. 86). Damit sind bereits Einordnungsmöglichkeiten von Strukturbildern erschöpft, und es beginnt die Gruppe der schwerer zu interpretierenden Strukturtexturen, wobei zunächst im Rahmen der Diagnostik des Prostatakarzinoms nur von Binnenstrukturen die Rede sein soll und die für das Prostatakarzinom wichtigen weiteren Parameter unerwähnt bleiben. Der Versuch einer Einteilung in 4 unterschiedliche Strukturbilder ergibt sich aus den folgenden Abbildungen und Skizzen. Die Zuordnung des sonographischen Bildes zum histologischen Befund war entweder durch die ultraschallgezielte Punktion, die TUR oder die Organuntersuchung nach totaler Prostatektomie möglich:

1) Verdichtet
2) Reduziert
3) Gemischt
4) Keine Zuordnung

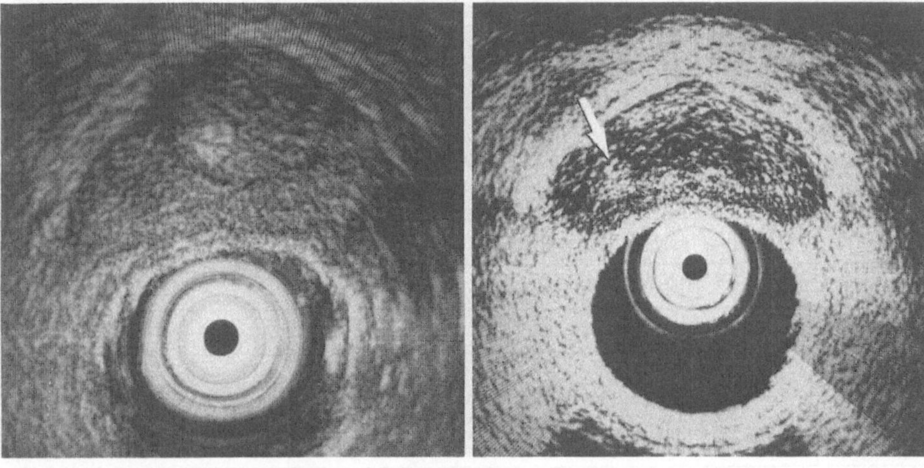

85 86

Abb. 85. Periurethrale Verdichtungszone bei chronischer Prostatitis

Abb. 86. Umschriebener Adenomknoten im rechten Lappen (↑)

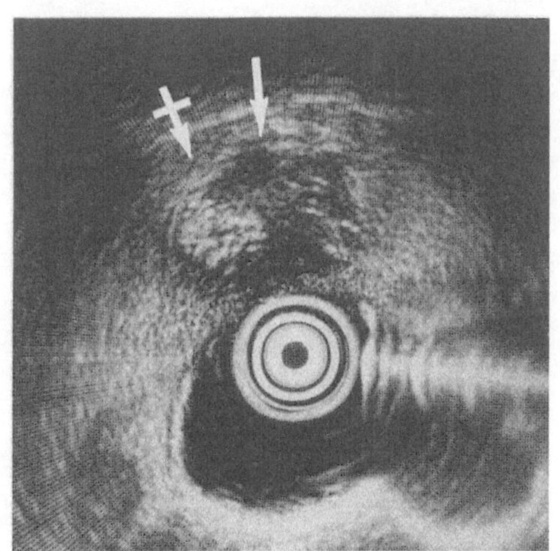

Abb. 87. 73jähriger Patient. Vorwiegend echodichte, partiell inhomogene Strukturen; Kapselunterbrechung im ventralen Anteil (↑) sowie rechts lateral (‡)

Bei den echodichten Strukturen, die einem Prostatakarzinom zuzuordnen sind, kommt es zwar in Abhängigkeit von der Verstärkung der Echointensität im Vergleich zu Konkrementen zu einer Abschwächung, sie bleiben jedoch im Gegensatz zur normalen Struktur bestehen. Hier überwog das kribriforme Karzinom (Tabelle 4) (Abb. 87–91).

Tabelle 4. Zusammenhang der sonographischen Struktur mit dem Karzinomtyp beim Prostatakarzinom

Karzinomtyp (überwiegend)		Struktur				
		Verdichtet	Reduziert	Keine Zuordnung	SB	K
Mäßig differenziert	22	4	14	4	4	10
Kribriform	50	30	17	3	13	15
Hochdifferenziert	19	10	6	3	6	3
Anaplastisch	18	1	15	2	6	13
Blasenkarzinom, infiltrativ	2	2	–	–	–	2
109 (2) [%]		45 (2) 41	52 47,6	12 11	29 26,6	41 (2) 37,6

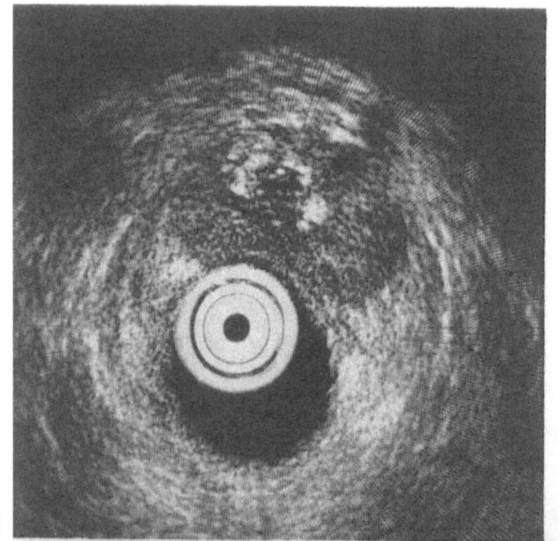

88

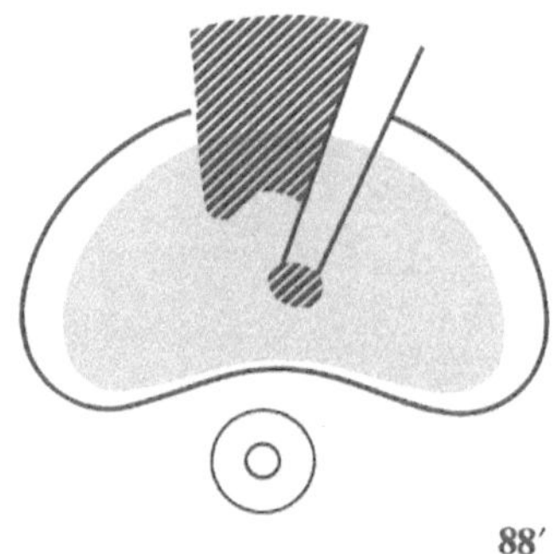

88′

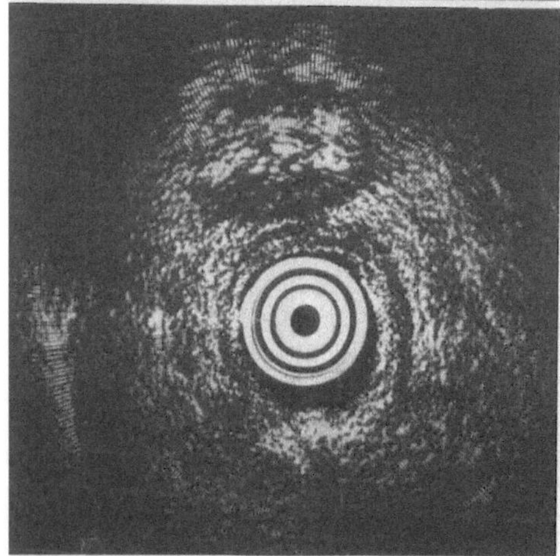

89a

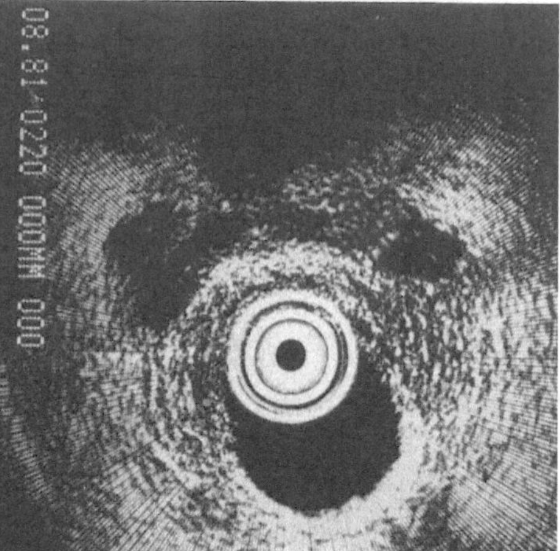

89b

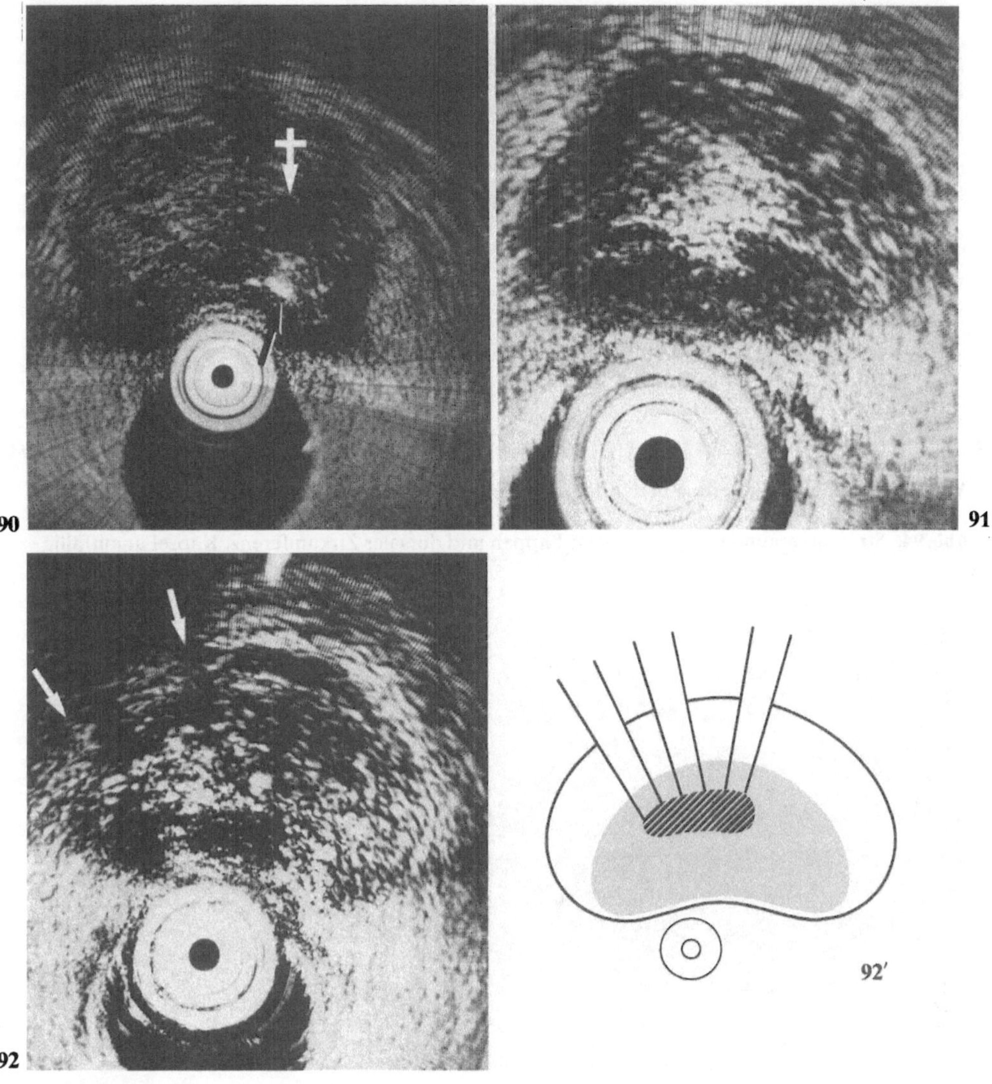

Abb. 90. Kleine umschriebene Verdichtungszone (†) neben zystischen Formationen (‡) (histologisch kribriformes Karzinom)

Abb. 91. Strukturverdichtung im Bereich der Innendrüse und links lateral mit Kapselunschärfe

Abb. 92. 70jähriger Patient. Verminderte Echostruktur im rechten Lappen dorsal mit allerdings zusätzlichen Konkrementen und Schallschatten (†)

←

Abb. 88. 80jähriger Patient. Vorwiegend echodichte Struktur. Zusätzlich Konkrement links

Abb. 89. **a** 68jähriger Patient. Zentrale Strukturverdichtung, Kapselunschärfe ventral. **b** Vergrößerung der rechten Samenblase

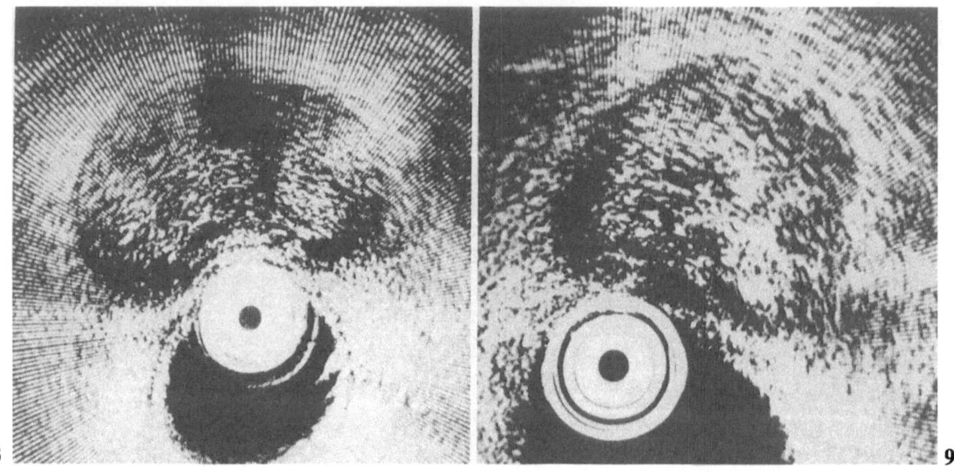

93 94

Abb. 93. Strukturverminderung in der dorsalen Zirkumferenz beider Lappen

Abb. 94. Strukturverminderung in rechtem Lappen und dorsaler Zirkumferenz. Kapsel unauffällig

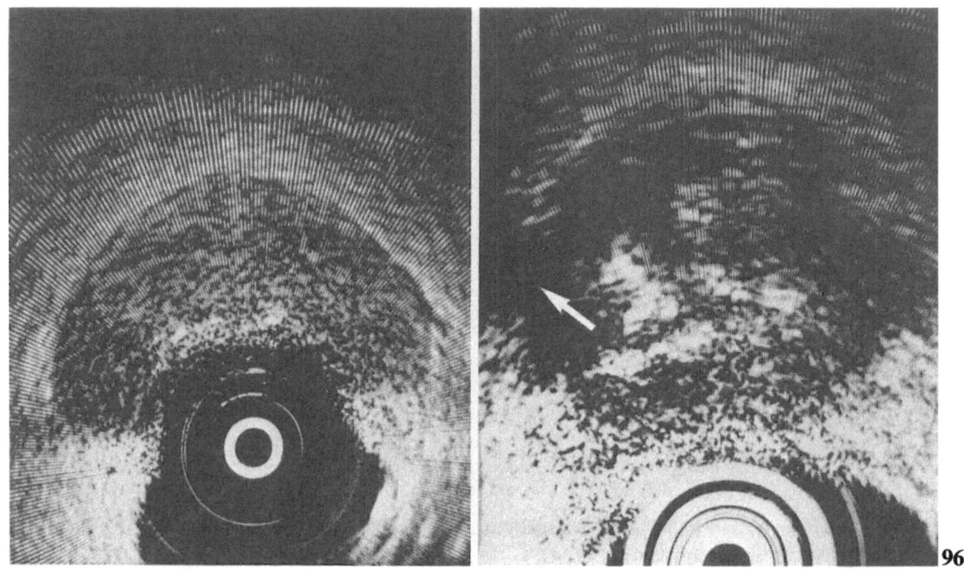

95 96

Abb. 95. Strukturverminderung im rechten Lappen mit Kapselunterbrechung. Sondennahe Unterbrechung technisch bedingt

Abb. 96. Strukturverminderung im rechten Lappen mit Kapselunterbrechung (↑), nicht konkrementbedingt

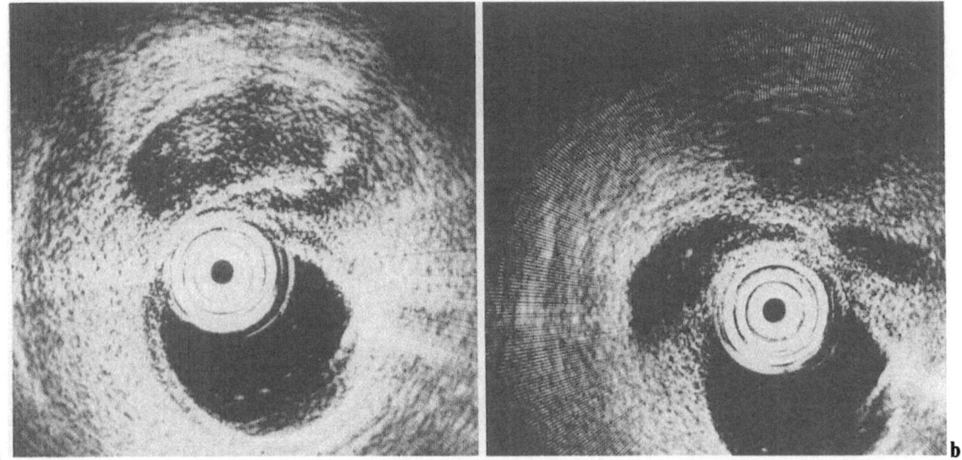

Abb. 97 a, b. Verminderte Echostruktur im rechten Lappen. Keine Kapselunterbrechung. Vergrößerte rechte Samenblase

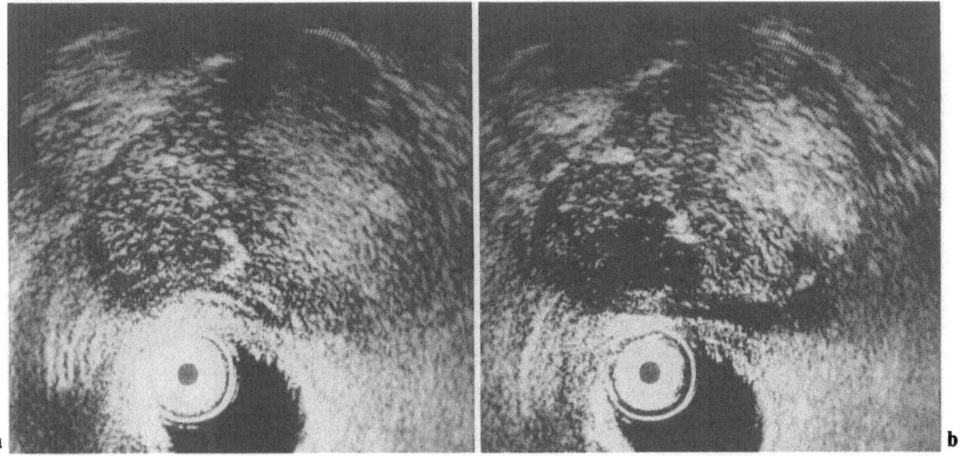

Abb. 98 a, b. Schnittserie: Inhomogenes „buntes" Strukturbild im rechten Lappen

Die dem Karzinom zuzuordnenden verminderten Echostrukturabschnitte sind unregelmäßig begrenzt und vorwiegend an der dorsalen und seitlichen Zirkumferenz zu finden (Abb. 92–97 a, b).

Das in seiner Struktur wechselnde Bild mit überwiegend verminderten Echos – man ist fast geneigt, von einem „bunten" Bild zu sprechen – läßt keine eindeutig vorherrschende Grundstruktur erkennen und fand sich überwiegend beim anaplastischen Karzinom (Abb. 98 a, b u. 99 a–e).

Der *Prostatakapsel* kommt in der Diagnostik des Prostatakarzinoms erhebliche Bedeutung zu: Zunächst aus rein sonographisch-diagnostischen Gründen, da sich bei Unterbrechung der Kapselkontinuität ein weiterer Parameter in

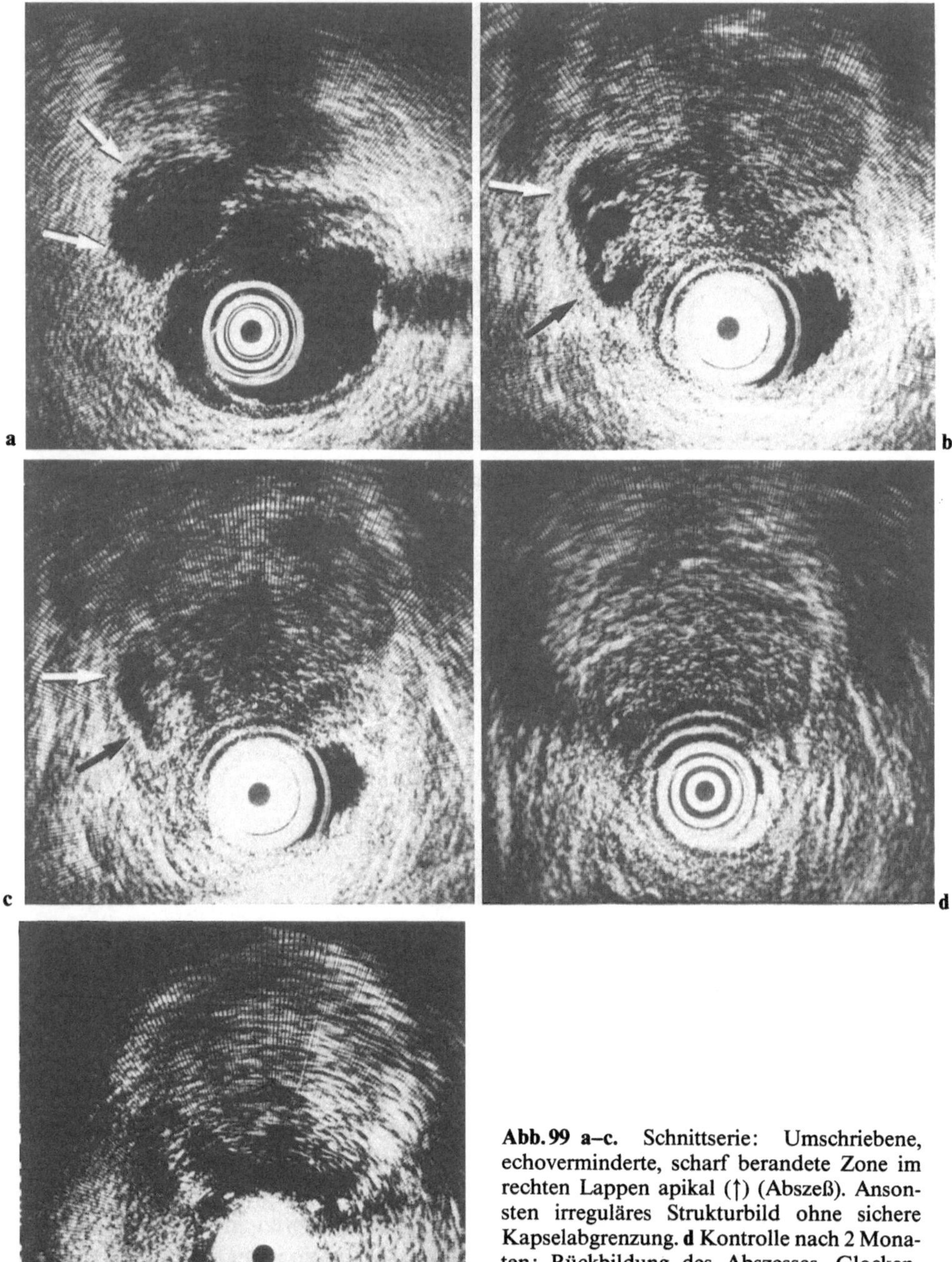

Abb. 99 a–c. Schnittserie: Umschriebene, echoverminderte, scharf berandete Zone im rechten Lappen apikal (↑) (Abszeß). Ansonsten irreguläres Strukturbild ohne sichere Kapselabgrenzung. **d** Kontrolle nach 2 Monaten: Rückbildung des Abszesses. Glockenform der Prostata, keine ventrale Abgrenzung (Histologie: anaplastisches Karzinom). **e** Ähnliche Form der Prostata bei infiltrierendem Blasenkarzinom

der Verdachtsdiagnose des Karzinoms ergibt, woraus sich dann eine Verschiebung des Stagings von T 2 nach T 3 ableitet. Zunächst gilt es jedoch, die konkementbedingten Unterbrechungen der Kapselechos auszuschließen, die allerdings ihre Zuordnung in einem entsprechenden echodichten Bezirk finden mit einer nach ventral sich konisch erweiternden echofreien Zone.

Eine Unterbrechung der Kapselkontinuität fand sich in 41 Fällen (37,6%), wobei die Skala, in Abhängigkeit vom lokalen Befund, von einer umschriebenen Unregelmäßigkeit bis zur völligen Aufhebung der Begrenzung reicht.

Im Vordergrund stand hier wiederum das anaplastische Karzinom mit in 13 Fällen nachzuweisender Unterbrechung. Das kribriforme Karzinom und das mäßig differenzierte Karzinom zeigten mit 15 von 50 bzw. 10 von 22 Fällen einen vergleichbaren Befund. Das hochdifferenzierte Karzinom ließ lediglich in 3 von 19 Fällen eine sonographisch nachweisbare Diskontinuität erkennen. In keinem der Fälle war ein Befund an der Denonvillier-Faszie zu erheben. Dieser Bereich stellt jedoch einen schwer zu beurteilenden Abschnitt dar, da hier der Schallkopf der Faszie anliegt und somit die dem Transducer benachbarten Echos eine Kapseldifferenzierung erschweren. Eine Infiltration der Faszie ist allerdings sehr selten.

Die für die normale Prostata einschließlich BPH typische kontinuierliche, weitgehend symmetrische *Formveränderung* gilt für das Prostatakarzinom nur bedingt: nur dann, wenn Größe und Lokalisation des Tumors noch zu keiner entsprechenden Veränderung geführt haben. Mit fortschreitendem Befund kommt es neben der Asymmetrie, die vorwiegend die Seitenlappen betrifft, vor allem zu einer Vergrößerung des sagittalen Durchmessers.

Ein von Frentzel – Beyme festsgestelltes Anheben des Quotienten aus sagittalem und transversalem Durchmesser auf den Wert von 0,85 konnte in unserem Krankengut (durchschnittlich 0,68) nicht gefunden werden, ist allerdings vom Stadium der Erkrankung abhängig [21].

Die Vergrößerung des sagittalen Durchmessers hat nicht wie bei der BPH eine in sich gleichmäßige Größenzunahme im Sinne eines mehr ovalären oder rundlichen Wachstums zur Folge, sondern nähert sich der Birnen- (Frentzel – Beyme) oder Glockenform (Watanabe) an (Abb. 99 d, 100 a, b u. 101) [21, 83].

Den veränderten *Samenblasen* kommt zwar als karzinomtypisches Kriterium nur eine untergeordnete Bedeutung zu, jedoch gilt im Falle eines positiven Befundes und entsprechender Befundkonstellation bei den übrigen Kriterien dasselbe wie für die Kapsel, da auch hier ein Upstaging in Betracht kommt. In unserem Krankengut fand sich in 29 (26,6%) Fällen ein auffälliger Samenblasenbefund, dessen Hauptmerkmal die einseitige deutliche Vergrößerung war in Verbindung mit echodichten Zonen in den an sich normalerweise weitgehend echofreien Bläschenanteilen. Diese Strukturveränderungen sind meines Erachtens in erster Linie durch die Stauung der Samenblasen bedingt und nicht als Infiltrat zu werten. Histologisch nachgewiesene Samenblaseninfiltrationen fanden im Sonogramm kein direktes typisches Korrelat (Abb. 102 a, b u. 103 a, b).

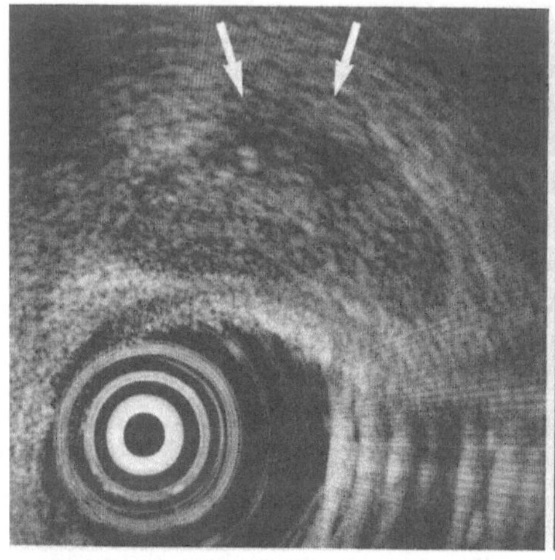
100a

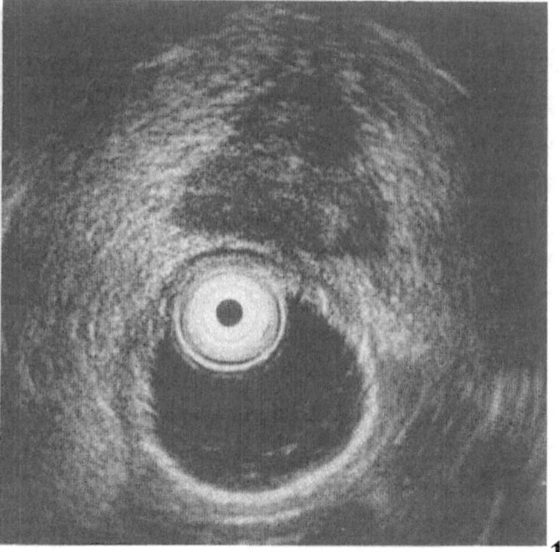
100b

Abb. 100. a Unscharfe Kapselabgrenzung im ventralen Abschnitt (↓↓). Sonst unauffälliges Sonogramm. **b** Kontrolle nach 5 Monaten. Fortschreiten des Befundes mit vorwiegend ventralem Wachstum (Glockenform)

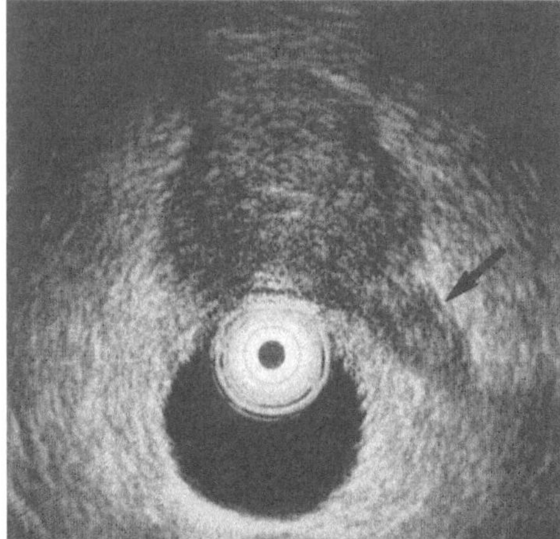
101

Abb. 101. Glockenform bei Prostatakarzinom, linke Samenblase noch angeschnitten (↑)

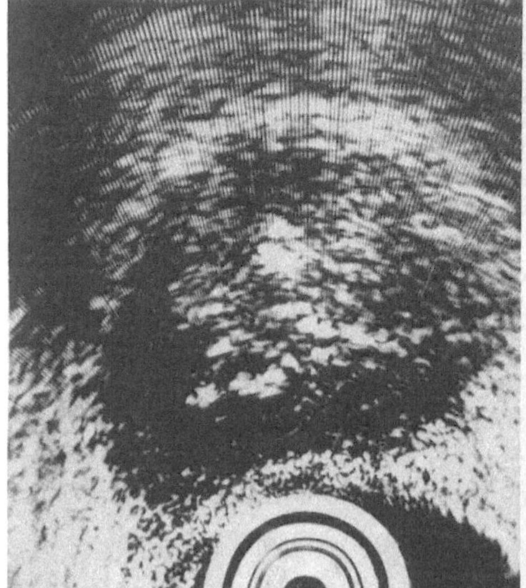
102a

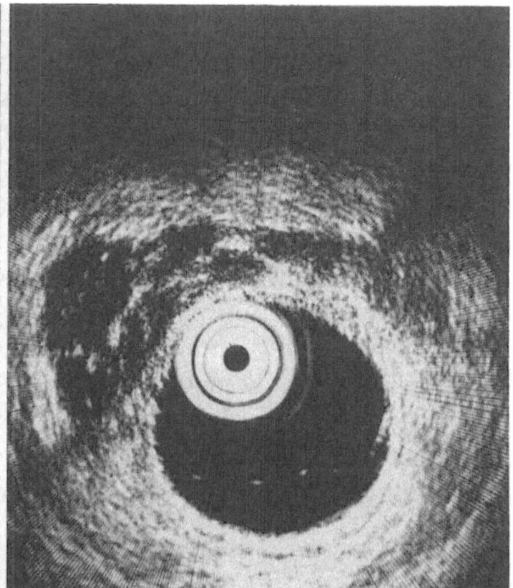
102b

Abb. 102. a Strukturarme Zone rechter Lappen. Keine Kapselunterbrechung. **b** Rechte Samenblase erheblich vergrößert

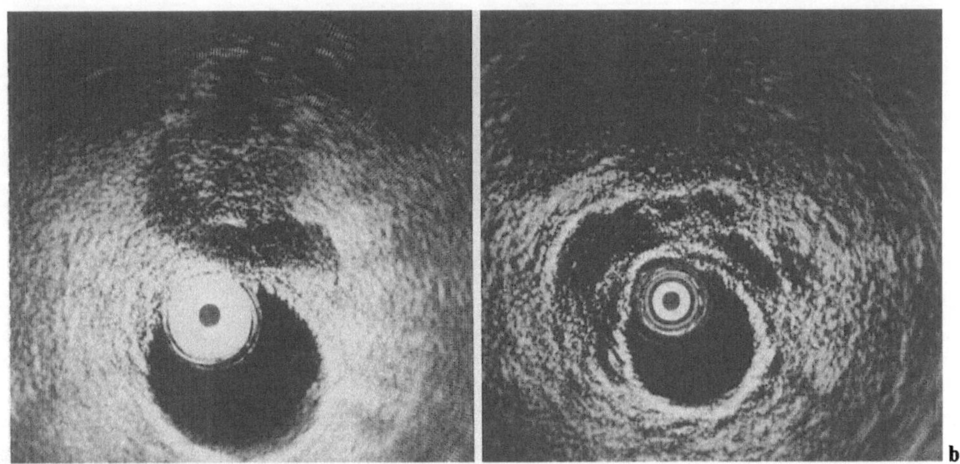

Abb. 103. a Irreguläre Form der Prostata mit Kapselinhomogenität. b Deutliche Samenblasenvergrößerung rechts

5.3 Sonographie des behandelten Prostatakarzinoms

Das sonographische Bild des *medikamentös* behandelten bzw. *bestrahlten* Prostatakarzinoms ist bezüglich seiner Binnenstruktur nicht vom unbehandelten Karzinom zu unterscheiden. Deutliche Unterschiede ergeben sich jedoch in der Form und Kapselabgrenzung. Die Form zeigt vornehmlich nach Strahlentherapie in den von uns untersuchten Fällen einen Rückgang der Organgröße und Form, die dann auffällig ist, wenn ein einseitiger Organbefall prätherapeutisch eine deutliche Asymmetrie aufwies, die sich zurückbildete (Abb. 104a, b). An-

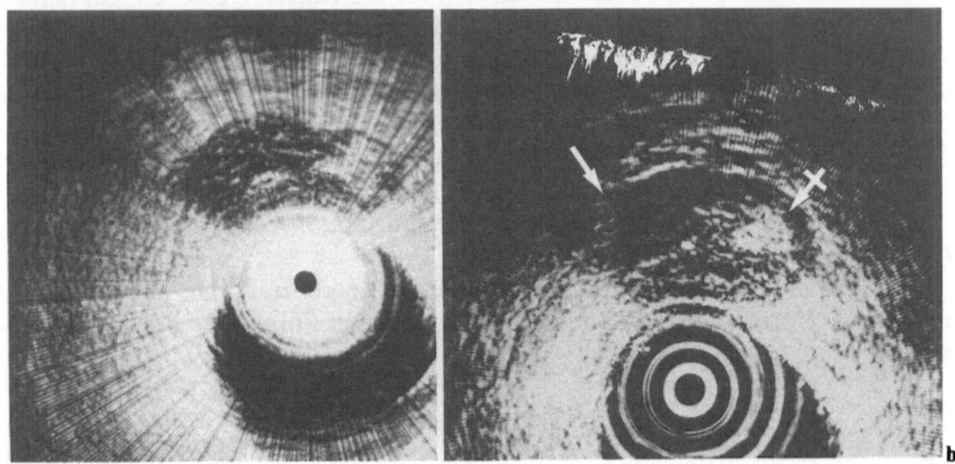

Abb. 104. a Prostatakarzinom im rechten Lappen mit deutlicher Lappenasymmetrie. b 3½ Monate nach Radiatio: Normalisierung der Prostataform. Unverändert echoarme Zone (†) im rechten Lappen. Die Echoverdichtung links (‡) ist postoperativ (TUR) bedingt

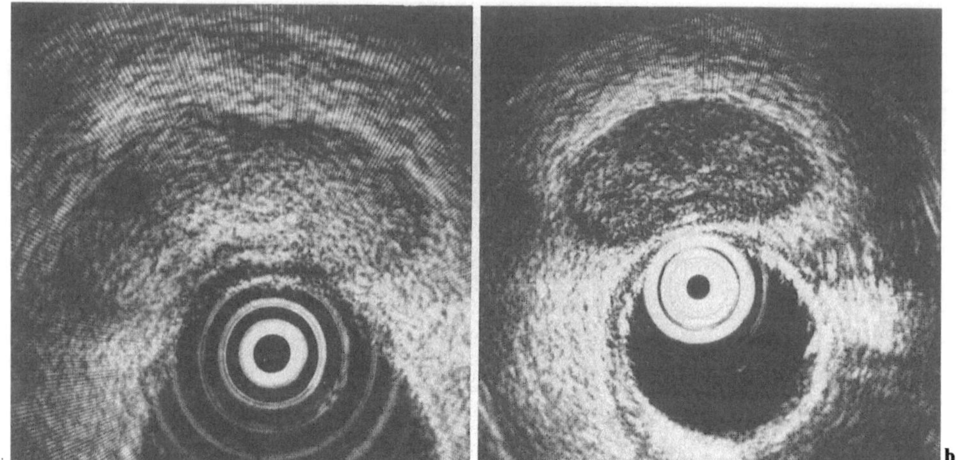

Abb. 105. a Prostatakarzinom im rechten Lappen. Geringe Kapselinhomogenität und Lappenvergrößerung. **b** 2½ Monate nach Radiatio. Normale Form der Prostata. Diskrete Kapselunschärfe rechts

sonsten erfolgte eine allgemeine Größenabnahme unter Beibehaltung der ursprünglichen Form (Abb. 105 a, b). Mit dem Rückgang der Organgröße verbunden ist meist auch eine Rückbildung der Größe der Samenblasen als Folge der abnehmenden Stauung. Hier erhebt sich allerdings die Frage, inwieweit eine Vergrößerung der Samenblasen bereits im Sinne einer Infiltration zu sehen ist und es durch die Bestrahlung zu einer Verminderung des perifokalen Ödems gekommen ist bzw. die Vergrößerung ausschließlich stauungsbedingt war, ohne eigentliches Infiltrat. Die Kapsel zeigt häufig eine zur Voruntersuchung unscharfe Abgrenzung mit Fehlen der an sich für die Kapsel typischen, gut definierten Echoreflexe (Abb. 106–108 a, b). Das Organ ist jedoch in seiner vollen Ausdehnung abgrenzbar, so daß Änderungen des Organvolumens – und das spielt ja beim Rezidiv bzw. Fortschreiten des Tumorwachstums eine Rolle – erfaßt werden können [9]. Dabei muß jedoch berücksichtigt werden, daß es kurzfristig nach Strahlentherapie durch ein proktitisches Ödem zu einer vorübergehenden Volumenzunahme kommen kann, die jedoch nicht einem Tumorwachstum entspricht [9]. Sonographisch kann die Prostata unscharf abgegrenzt sein (Abb. 109).

Resniks Beobachtung [67] einer schärferen Abgrenzung der Kapsel nach endokriner Hormontherapie konnte von uns in dieser Form nicht bestätigt werden.

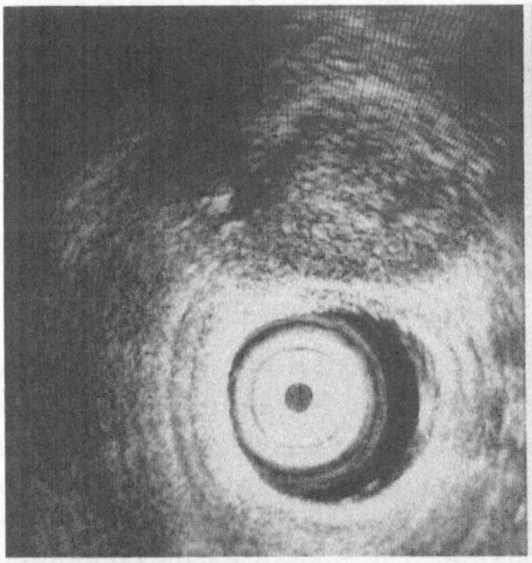

106 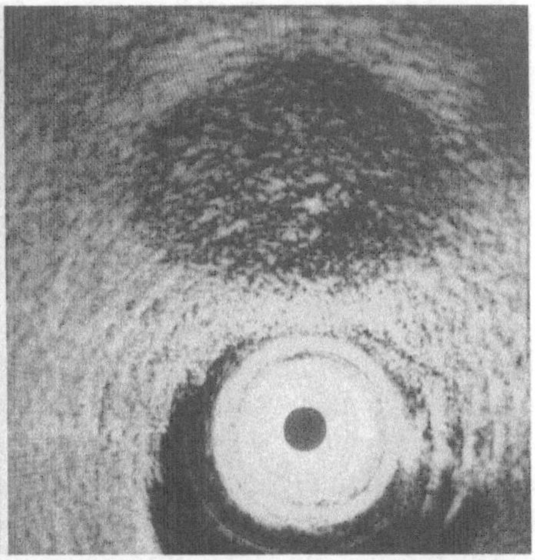 107

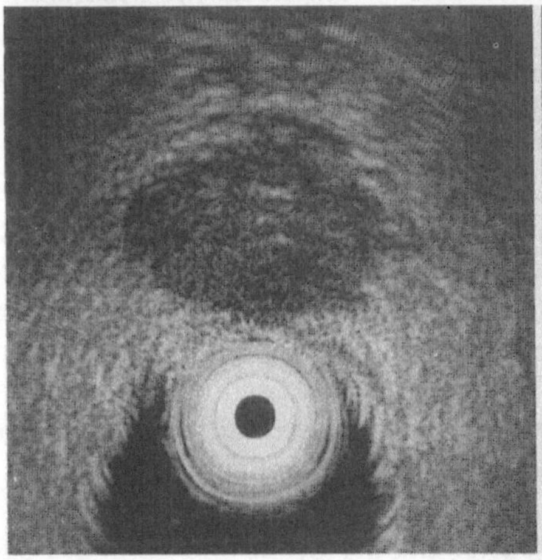

108 a 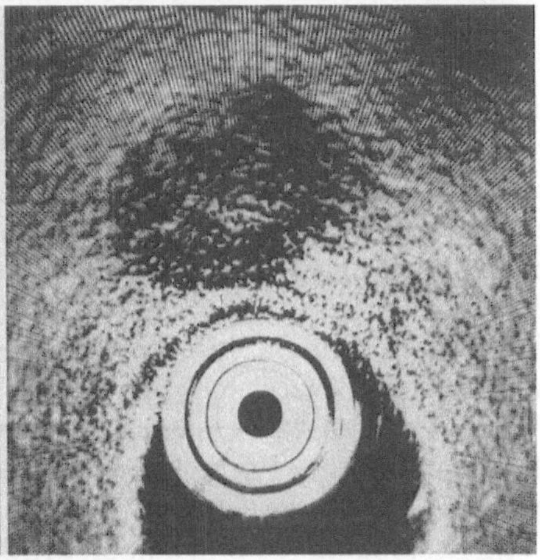 108 b

Abb. 106–108 a, b. Typische Bilder nach medikamentöser Therapie mit unscharfer Organberandung

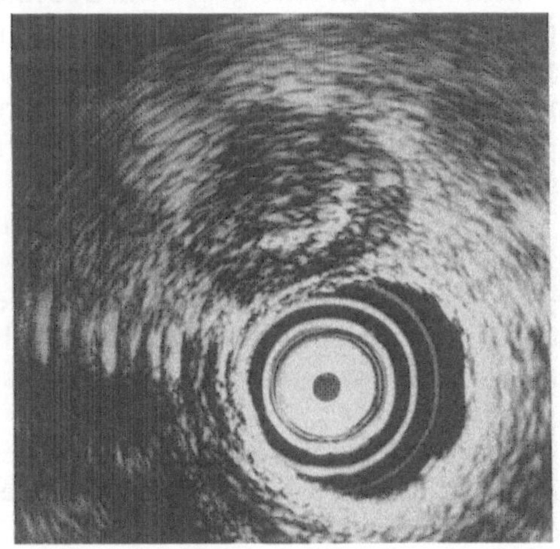

Abb. 109. 14 Tage nach Radiatio. Unscharfe Abgrenzung des gesamten Organs

6 Prostatasonographie nach transurethraler Resektion

Die transurethrale Resektion (TUR) der Prostata ist ein Routineverfahren, dessen Einsatz keiner weiteren Erläuterung bedarf. Die Indikation dient nahezu ausschließlich einer Verbesserung des Harnabflusses. Aus rein diagnostischen Gesichtspunkten ergäbe sich lediglich beim Karzinom der Innendrüse eine Indikation, da ansonsten durch den vorwiegenden Sitz des Prostatakarzinoms in der Außendrüse die Stanz- und Feinnadelbiopsie als diagnostische Maßnahme in Betracht kommt.

Der Erfolg einer TUR wird vorwiegend am klinischen Ergebnis gemessen. So gesehen liegt die Bedeutung des postoperativen Sonogramms nicht in der prinzipiellen Erfassung diagnostischer Parameter, sondern in erster Linie in der Darstellung von resektionsbedingten Veränderungen im Hinblick auf spätere Untersuchungen. Um auf das sonographische Bild nach transurethraler Resektion näher einzugehen, erscheint es sinnvoll, zur Demonstration möglicher Veränderungen im postoperativen Sonogramm das präoperative Bild – bzw. Bilder mit analogen sonographischen Veränderungen, jedoch ohne operative Beeinträchtigung – im Vergleich zu zeigen.

Aus Gründen der besseren Übersicht ist auch hier eine Aufteilung der einzelnen Parameter in Form, Kapsel, Struktur, Resektionsbereich und Samenblasen angezeigt.

Im postoperativen Bild kommt der Beurteilung der *Größe* und *Form* des Organs infolge des Eingriffs mit Reduzierung des Organgewichtes und damit des Volumens nur noch untergeordnete Bedeutung zu.

Die Abgrenzung der *Kapsel*, die sich im Normalfall als eine durchgehend homogene Linie darstellt, kann je nach Lage und Ausdehnung des Resektionsbereiches Schwierigkeiten bereiten bzw. partiell nicht mehr als eigentliche Kapsel sonographisch abgrenzbar sein. Das trifft v. a. bei einer ventralen Lage des Resektionsabschnittes zu (Abb. 110a, b).

Zusätzlich kann es im postoperativen Bild durch ein Ödem zu einer Verdikkung der Kapsel und des Resektionsrandes kommen (Abb. 111), die sich allerdings im weiteren Verlauf wieder normalisiert. Unter diesem Gesichtspunkt ist z. B. zur Frage einer Kapseldurchbrechung bei einem operativ gefundenen Malignom die Sonographie unmittelbar postoperativ als eine Methode zum Staging ungeeignet.

Die *Struktur* ist im Normalfall weitgehend homogen. Sie kann im Falle eines entzündlichen Prozesses ein umschrieben dichteres Echobild zeigen. Diese Bilder finden sich häufig bei chronisch-entzündlichen Prozessen. Davon zu un-

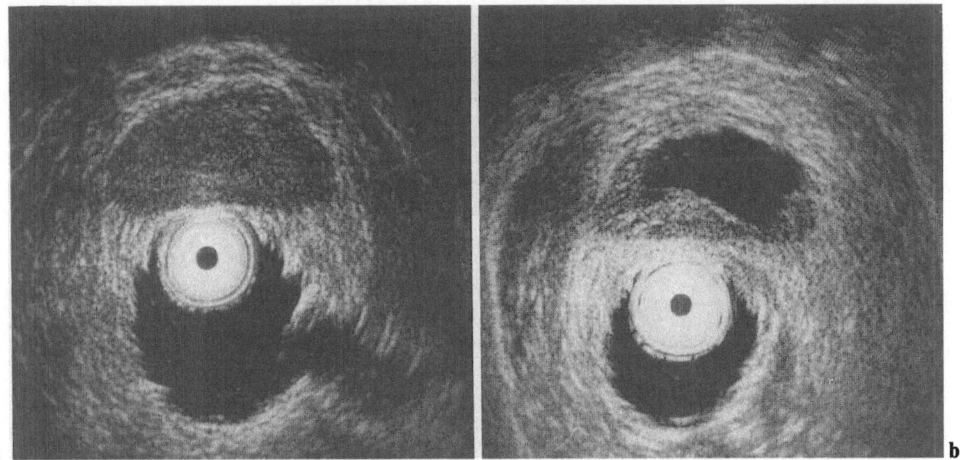

Abb. 110. a BPH mit leichter Betonung des linken Lappens, glatte Kapselberandung. **b** Zustand nach TUR, Kapsel ventral nicht beurteilbar, gute Abgrenzung des Colliculus

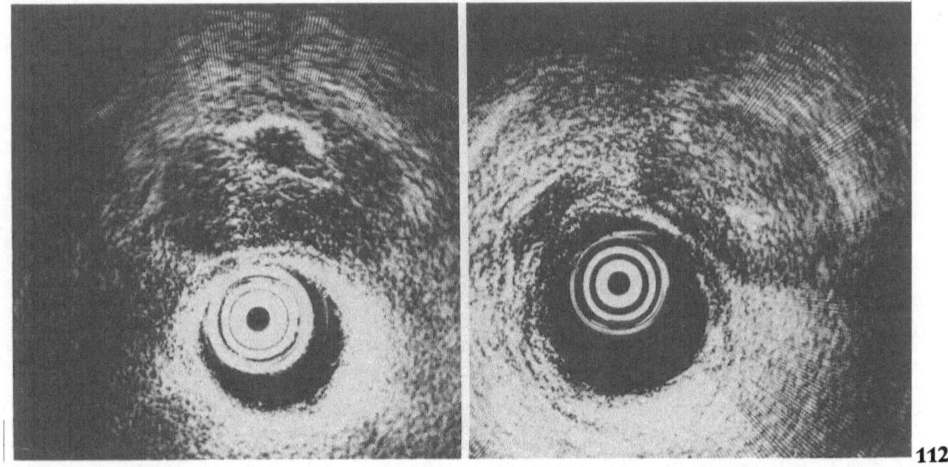

Abb. 111. Ausgeprägte ventrale Verdickung der Resektionskante bei Zustand nach TUR

Abb. 112. Konkrementbildung links periurethral mit angedeutetem Schallschatten.

terscheiden ist die erheblich verstärkte echodichte Struktur im Bereich der Innendrüse bzw. im rektumnahen Bereich, die durch vermehrte Bildung von Corpora amylacea, auch mit Konkrementbildung, bedingt ist (Abb. 112). Wiederum davon zu differenzieren ist das Prostatakarzinom, das ebenfalls – bei allerdings sehr wechselndem Bild – durchaus als isolierte Strukturverdichtung auftreten kann (Abb. 113) [25].

Die Wiederholung dieser sonographischen Parameter erscheint insofern erforderlich, da im postoperativen Sonogramm ähnliche, bzw. identische Veränderungen auftreten können. Ohne Kenntnis des präoperativen Sonogramms

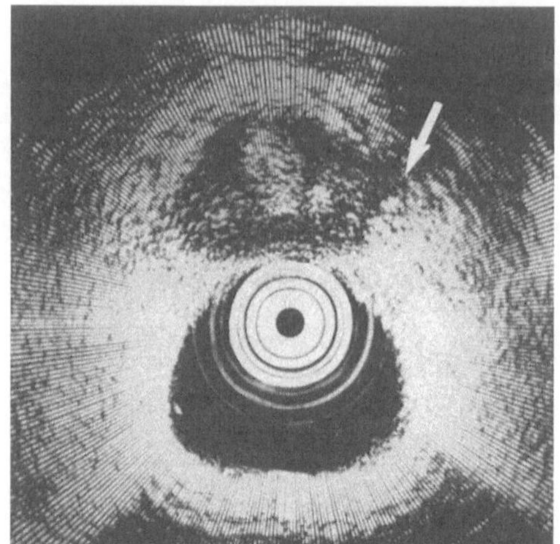

Abb. 113. Prostatakarzinom mit partiell echodichten Strukturen und Kapselunterbrechung links (↑) (kein Schallschatten)

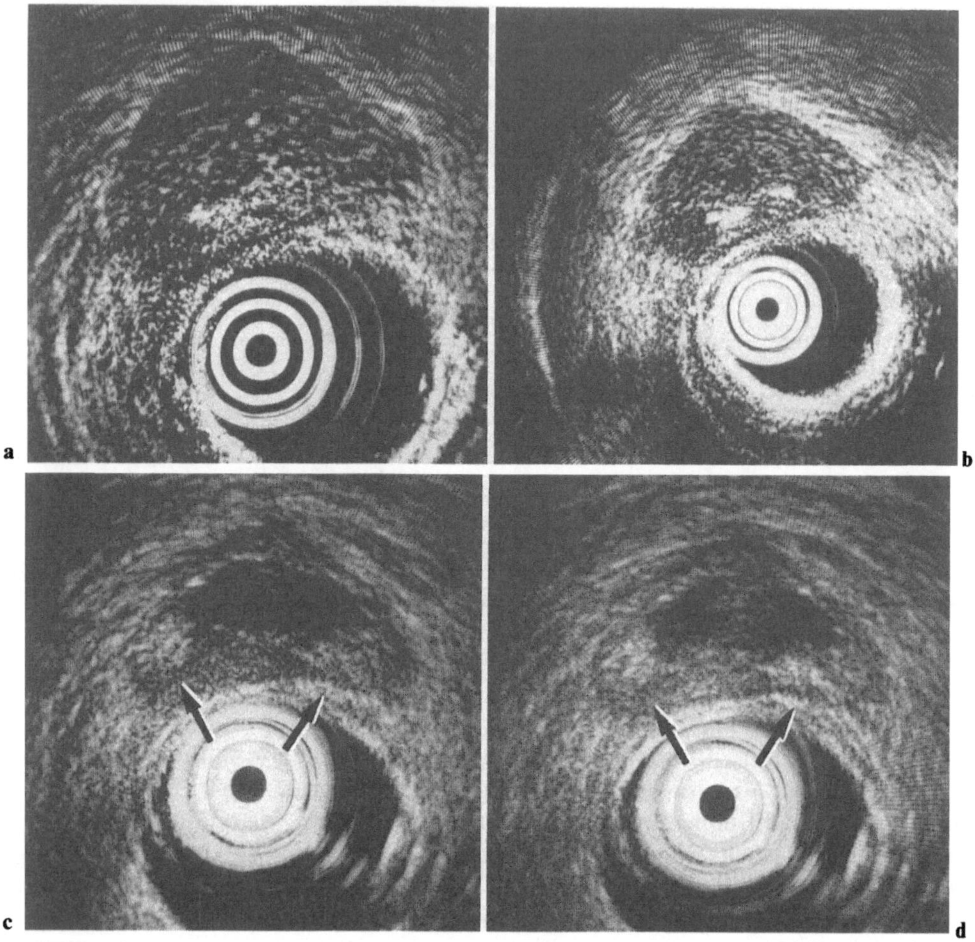

a

b

c

d

Abb. 114. a, b Schnittbilder präoperativ mit angedeuteten rektumnahen Verdichtungszonen. **c, d** Zustand nach TUR mit Verdichtungszone an den Resektionskanten in beiden Lappen (↑)

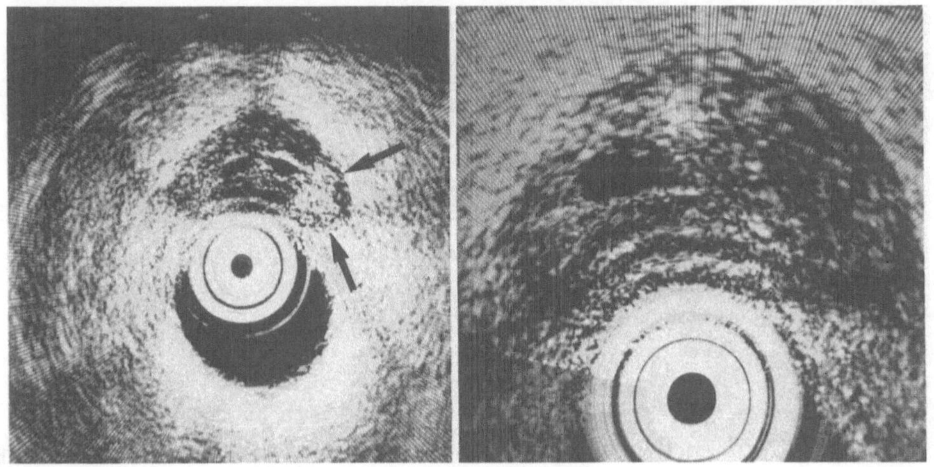

115 116

Abb. 115. Ausgeprägte Verdichtung am linken Resektionsrand (↑)

Abb. 116. Dezentrale, rechtsseitige Lage der Resektionshöhle

lassen sich die hier erwähnten pathologischen Veränderungen nicht differenzieren. Die Ursache liegt wohl zum einen in Nekrosezonen im unmittelbaren Resektionsbereich (Abb. 111), zum anderen in möglichen Hämatomen bzw. Infarzierungen in dem an die Resektion anschließenden Gewebe (Abb. 114c, d u. 115) und sind von bereits präoperativen Strukturverdichtungen zu unterscheiden (Abb. 114a, b). Diese an sich typischen Befunde bezüglich der periresektalen Verdichtungszone fanden sich in ca. 60% der postoperativen Sonogramme in unserem Untersuchungsgut. Inwieweit es sich um operativ bedingte bzw. schon primär vorhandene Herde handelt, kann ausschließlich durch das präoperative Sonogramm entschieden werden [65].

Der *Resektionsbereich* stellt an sich eine glatt berandete Höhle im Bereich der Prostata dar. Bei Beschreibung und Beurteilung des eigentlichen Resektionsbereiches bedarf es jedoch der Kenntnis der physiologischen Aufhellungszonen (s. Kap. 3).

Durch exzentrisches Wachstum eines Lappens kann es bei nicht sehr ausgedehnter Resektion entsprechend dem Verlauf der prostatischen Harnröhre zu einer dezentralen Lage des Resektionsbereiches kommen (Abb. 116). Noch bestehende Adenomreste können in den Resektionsbereich hineinragen (Abb. 117a–e). In Abhängigkeit von der Basisbreite und der Länge des Adenomrestes ist das Flottieren im Resektionsbereich beim Bewegen der Sonde sonographisch nachweisbar.

Der Colliculus stellt sich als Höcker an der dorsalen Grenze der Resektionshöhle apikal dar (Abb. 118a, b). Nach länger zurückliegender TUR muß der Resektionsbereich nicht nachweisbar sein (Abb. 119a, b).

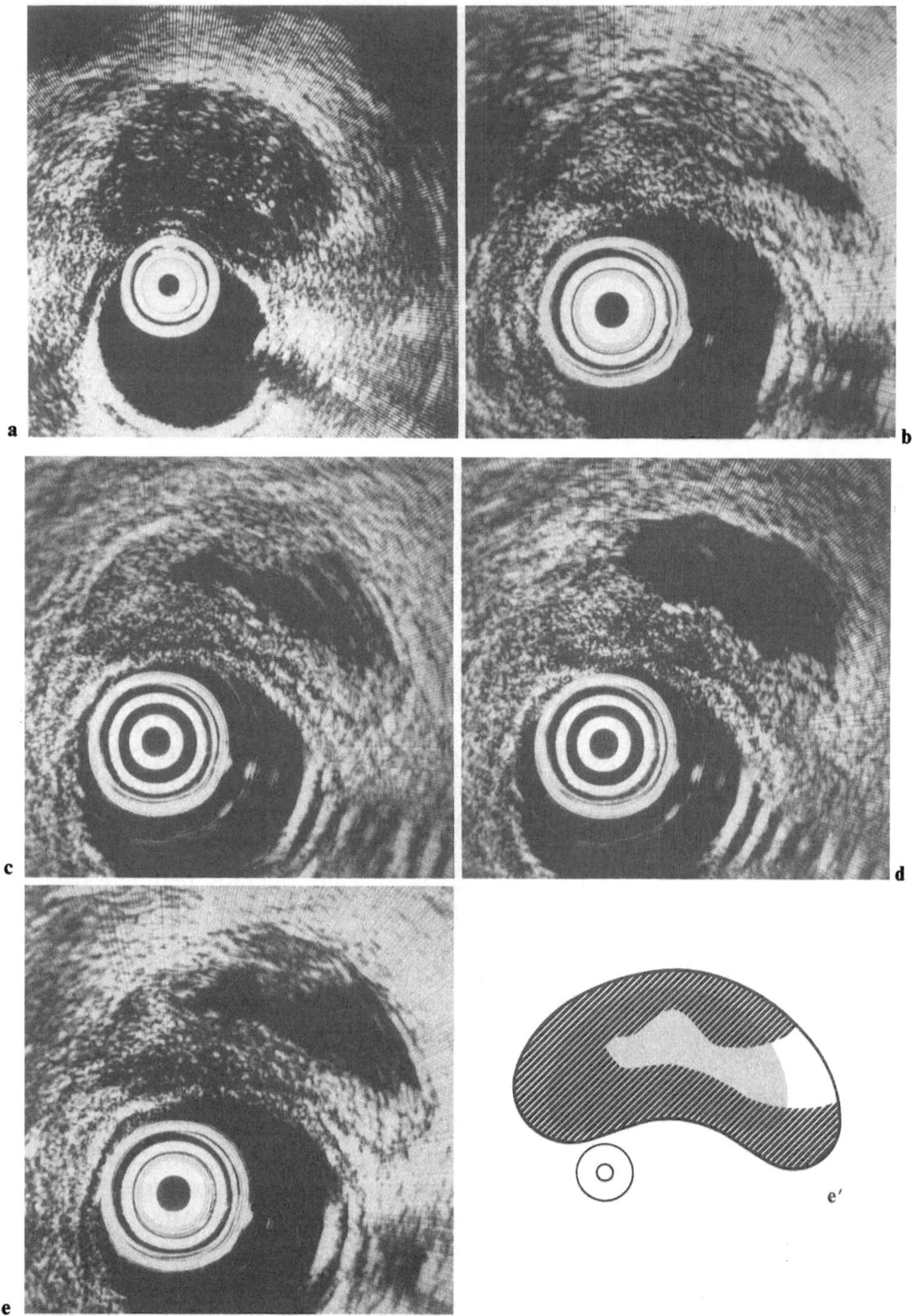

Abb. 117. a BPH. **b–d** Schnittserie (apikal nach basal) bei Zustand nach TUR. **e** Adenomrest an der ventralen Resektionskante in das Lumen ragend

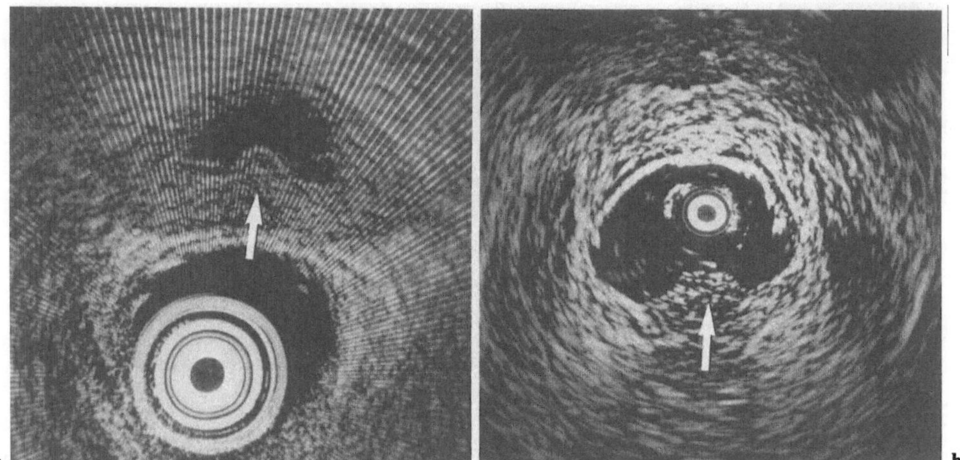

Abb. 118 a, b. Zustand nach TUR. Transrektales (**a**) und transurethrales (**b**) Sonogramm. Colliculus (↑)

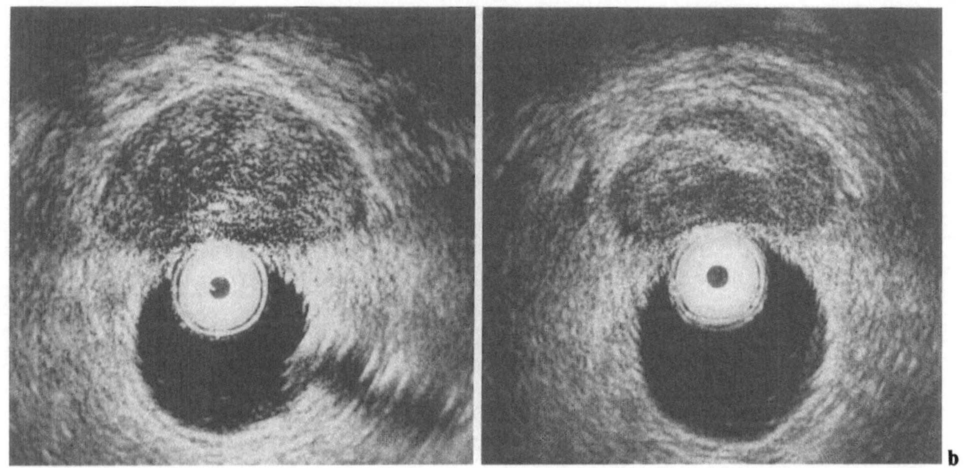

Abb. 119. a BPH. **b** Zustand nach TUR, Resektionshöhle nicht nachweisbar, jedoch Strukturverdichtung und Organverkleinerung

Der Diagnostik der *Samenblasen* kommt im postoperativen Sonogramm nur eine untergeordnete Bedeutung zu. Die Form zeigt eine gewisse Variationsbreite, jedoch liegt auch hier in der Regel eine weitgehende Symmetrie vor [75]. Eine Asymmetrie weist auf einen Befund im vergrößerten Organteil hin, wobei zur Differenzierung der Vorbefund entscheidend ist, da postoperativ einseitige Vergrößerungen z. B. durch Blutungen bedingt sein können und reversibel sind. Hier können nur Verlaufkontrollen eine Klärung bringen (Abb. 64, 65 u. 120 a, b).

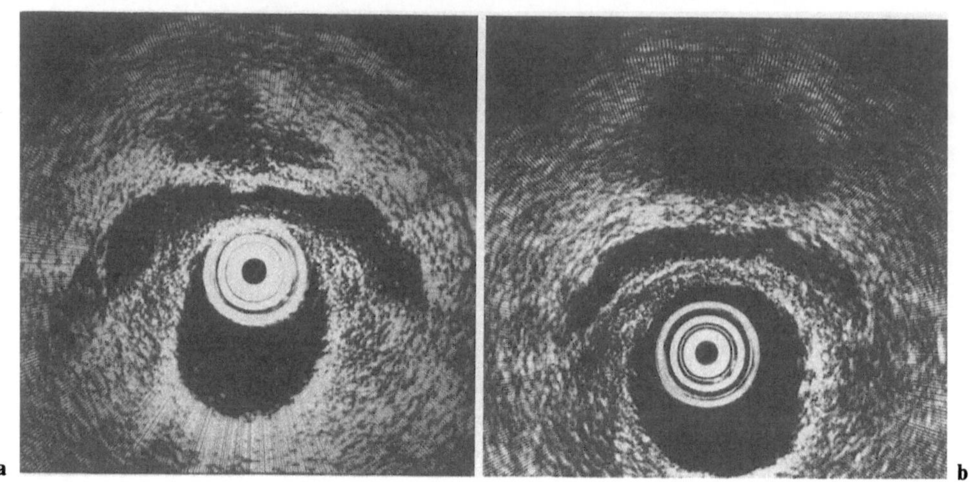

Abb. 120. **a** Symmetrische Samenblasenvergrößerung nach TUR. **b** 3 Monate später Rückbildung

7 Ergebnisse der transrektalen transversalen Sonographie

Den eigenen Ergebnissen liegen 1177 Sonogramme zugrunde, die im Zeitraum März 1981 bis Januar 1983 durchgeführt wurden. Histologische Ergebnisse lagen in insgesamt 344 Fällen vor (Tabelle 5). In 110 Fällen fanden Kontrolluntersuchungen nach TUR statt.

Tabelle 5. Ergebnisse der Prostatasonographie (344 histologisch gesicherte Fälle)

Histologie		Richtiges sonographisches Ergebnis	Sonographisch Verdacht Prostatakarzinom	Sonographisch chronische Prostatitis	Sonographisch BPH	Sonographisch o. B.
BPH	143	130 (90,9%)	5	8		
Chronische Prostatitis	92	79 (85,9%)	11 (2[a])		2	
PC	109	93 (85,3%)		10	2	4[b]

[a] Granulomatöse Prostatitis; [b] Inzidentelle Karzinome

7.1 Benigne Prostatahyperplasie

Die sonographische Diagnose BPH fand sich in 487 Fällen. Von den 143 histologisch bestätigten Fällen einer BPH ohne entzündliche Veränderungen in der Histologie wurde sonographisch in 130 Fällen die Diagnose normale BPH gestellt (90,9%). In 5 Fällen wurde sonographisch der Verdacht auf ein Prostatakarzinom ausgesprochen und in 8 Fällen sonographisch eine chronische Prostatitis diagnostiziert. Beide Diagnosen wurden histologisch nicht bestätigt, sieht man bei letzterer von gering entzündlichen Veränderungen im histologischen Bild ab, wie sie im Rahmen der BPH begleitend praktisch immer vorhanden sind.

Die Ergebnisse der Literatur ergeben sich aus Tabelle 6.

Tabelle 6. Ergebnisse der Sonographie bei BPH bzw. Adenom

Autor (Jahr)	Histologischer Befund (n)	Richtiges sonographisches Ergebnis (n)	[%]
Harada et al. (1980)	63	61	97
Frentzel-Beyme (1982)	268	259	96,6
Reindl (1982)	143	125	87,4

7.2 Chronische Prostatitis

Die Verdachtsdiagnose einer chronischen Prostatitis wurde in 285 Fällen gestellt. Von den vorliegenden histologischen Ergebnissen in 92 Fällen war das sonographische Ergebnis in 79 Fällen richtig (85,9%). In 11 Fällen wurde neben entzündlichen Veränderungen ein Prostatakarzinom diagnostiziert, das sich histologisch nicht bestätigte. Allerdings ergab die Histologie in allen Fällen eine ausgeprägte Prostatitis (teils granulierend, partiell abszedierend), davon in 2 Fällen eine granulomatöse Prostatitis. In 2 Fällen wurde sonographisch lediglich eine „einfache" BPH diagnostiziert (Tabelle 7).

Tabelle 7. Ergebnisse der Sonographie bei Prostatitis

Autor (Jahr)	Histologischer Befund (n)	Richtiges sonographisches Ergebnis (n)	[%]
Harada et al. (1980)	55	49	89
Reindl (1982)	92	79	85,9

7.3 Prostatakarzinom

Die Ergebnisse der uns vorliegenden Prostatakarzinome zeigen sich wie folgt (Tabelle 8 u. 9).

Von den 109 histologisch gesicherten Prostatakarzinomen wurden 93 sonographisch als karzinomverdächtig diagnostiziert (85,3%). Von den restlichen

Tabelle 8. Altersverteilung des Prostatakarzinoms (n = 109)

Lebensjahrzehnt	4.	5.	6.	7.	8.	9.
Fälle (n)	1	6	26	57	18	1

Tabelle 9. Altersverteilung der einzelnen überwiegenden Karzinomtypen (n = 109)

Dekade	Mäßig differenziert	Kribriform	Hoch differenziert	Anaplastisch	
4		1			1
5	3	2	1		6
6	9	14	3		26
7	5	28	12	12	57
8	5	5	3	5	18
9				1	1

16 Fällen wurde in 10 Fällen eine chronische Prostatitis diagnostiziert. In 2 Fällen wurde lediglich der Befund „einfache“ BPH erhoben. In 4 Fällen lag ein inzidentelles Karzinom vor bei sonographisch unauffälligem Befund (Abb. 121 a, b; Tabelle 5 u. 10). Im Rahmen des Stagings fand sich in den 35 Fällen vom Stadium T 1 und T 2, bei 20 Fällen eine deutliche Kapselinhomogenität bzw. Unterbrechung, davon in 14 Fällen ein auffälliger Samenblasenbefund, so daß in diesen Fällen ein Upstaging vorgenommen werden muß.

Tabelle 10. Ergebnisse der Sonographie des Prostatakarzinoms

Autor (Jahr)	Histologischer Befund (n)	Richtiges sonographisches Ergebnis (n)	[%]
Brooman et al. (1981)	99	91	90
Bromann et al. (1981)	30	28	93
Harada (1980)	21	18	86
Watanabe (1981)	57	54	94,7
Frentzel-Beyme (1982)	89	75	84,2
Reindl (1982)	109	93	85,3

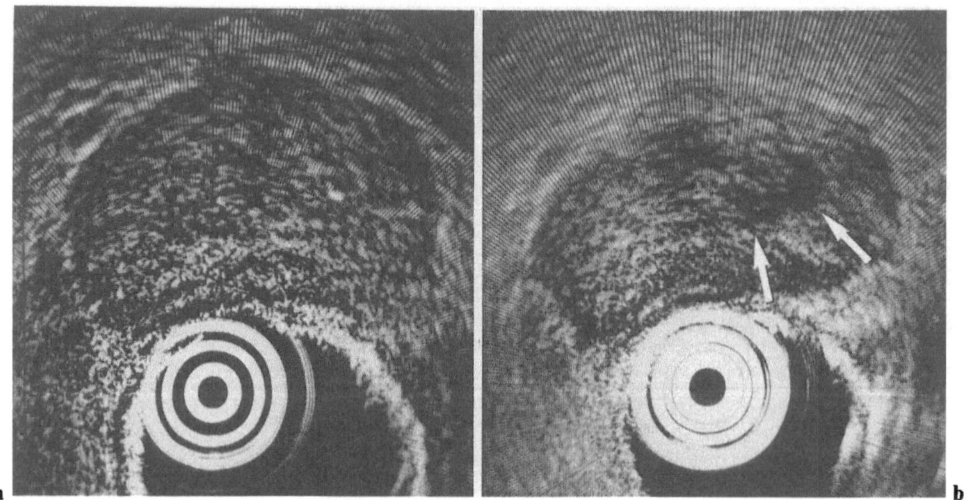

Abb. 121. **a** BPH, homogene Binnenechostruktur. **b** Zustand nach TUR (↑); Histologie: inzidentelles PC

7.4 Transperineale ultraschallgezielte Biopsie

In 18 Fällen wurde eine transperineale ultraschallgezielte Punktion durchgeführt.

Die Sonographie zeigt jeweils umschriebene Änderungen der Binnenstruktur. Veränderungen der Form, der Kapsel oder der Samenblasen lagen nicht vor.

In 14 Fällen fand sich ein auffälliger Tastbefund.

Die Ergebnisse ergeben sich aus Tabelle 11.

Tabelle 11. Ergebnisse der transperinealen ultraschallgezielten Biopsie

Ultraschallgezielte Punktion		Sonographisch Malignomverdacht	Histologie		
			Adenom + Entzündung	Granulomatöse Prostatitis	Prostatakarzinom
Positiver Tastbefund	14	10	5	2	7
Ohne Tastbefund	4	4	1		3
Gesamt	18	14	6	2	10

7.5 Volumenbestimmung

Die Volumenbestimmung mittels transrektaler transversaler Sonotomographie ist eine zuverlässige und gut reproduzierbare Methode. Die Addition einzelner planimetrisch erfaßter Abschnitte ergibt die exaktesten Ergebnisse, jedoch läßt auch die Berechnung nach dem Rotationsellipsoid mit einer Genauigkeit von $\pm 5\%$ ein für die klinische Fragestellung ausreichendes Ergebnis zu (Tabelle 12).

Tabelle 12. Ergebnisse der sonographischen Volumenbestimmung

Planimetrische Volumenbestimmung	Patienten (n)	Genauigkeit
Frentzel-Beyme (1982)	26	$<5\%$
Watanabe (1975)	26	$<5\%$
Bartsch (1982)	45	$r = 0{,}9946$
Hastak (1982) (experimentell)	15	$r = 0{,}9967$

8 Zusammenfassung

Die sonographische Diagnostik der Prostata ist geleitet von dem Bemühen, im Rahmen einer Vorsorge in erster Linie maligne Erkrankungen zu erfassen, um sie bei Kenntnis der therapeutischen Möglichkeiten einer wenn möglich kurativen Behandlung zuzuführen. Die transrektale transversale Sonographie bietet als, nichtinvasive, schonende Methode die Möglichkeit der Organdarstellung.

Geht man von der Entwicklung der einzelnen Verfahren aus, so wird zwar die Prostatasonographie bereits seit Jahren angewandt, dennoch ist auf diesem Gebiet durch die technische Fortentwicklung die Diagnostik noch im Fluß und erlebt durch die Verbesserung der Bildqualität jetzt eine Phase der möglicherweise definitiven Einordnung in die Reihe der angestammten Verfahren.

Die sonographische Darstellung erlaubt in exakt reproduzierbarer Weise die Organgröße meßbar festzuhalten, was im Rahmen der Diagnostik der BPH mit anderen Methoden nicht zu erreichen ist. Somit sind die Voraussetzungen für eine Volumen- und Gewichtsberechnung gegeben, die allen anderen Methoden überlegen sind. Zusammen mit anderen Parametern (Palpation, Endoskopie, CUG) ergeben sich Entscheidungshilfen für geplante operative Maßnahmen (offene Adenomektomie, TUR). Die notwendige Ermittlung der Berechnungsparameter ist einfach, die Korrelation der errechneten Werte ist gut und die Abweichung vom tatsächlichen Gewicht liegt unter 5%.

Neben den operativ-therapeutischen Gesichtspunkten bezüglich der Organverkleinerung aus Miktionsgründen kommt der Form und Größenbeurteilung des Organs unter radiotherapeutischen Aspekten eine wesentliche Bedeutung zu, da sowohl eine Organrückbildung unter Strahlentherapie wie auch das fortschreitende oder erneute Wachstum des Prostatakarzinoms erfaßt werden können.

Die Abgrenzung und Form des medikamentös behandelten wie auch des bestrahlten Prostatakarzinoms weist typische, ausschließlich diesen Stadien zuzuordnende Kriterien auf.

Die Diagnose eines Prostatkarzinoms setzt sich aus mehreren Parametern unterschiedlicher Zuordnung zusammen. Neben der Form und Größe des Organs muß natürlich der Organstruktur entsprechende Aufmerksamkeit gewidmet werden. Hierbei findet sich eine Vielzahl von Strukturbildern, deren Zuordnung nur in Einzelfällen pathognomonisch ist und aus deren Vielfalt sich, betrachtet man die Struktur für sich allein, zweifellos diagnostische Schwierigkeiten ergeben. Der Grund dieses häufig sehr „bunten“ Bildes liegt in erster Linie in der Pathomorphologie der Organentwicklung in Abhängigkeit vom zunehmenden Alter begründet. Unter diesem Aspekt, der natürlich auch die Strukturvariabilität des Prostatakarzinoms beinhaltet, muß die diagnostische Betrachtung des Karzinoms stattfinden.

Unter Berücksichtigung der Korrelation aller sonographischen Parameter (Kapsel, Form, Struktur, Samenblasen) liegt die diagnostische Wertigkeit für das Prostatakarzinom bei 85–89%. Dabei ist beim Prostatakarzinom seitens der Struktur eine Betonung der reduzierten Echointensität des strukturverminderten Bildes erkennbar. Allerdings ist gerade unter dem Aspekt der Vorsorge eine Einschränkung zu machen, da inzidentelle Karzinome und T-1-Tumoren in der Regel nicht diagnostiziert werden können.

Hier muß jedoch versucht werden, einerseits soweit wie möglich eine Korrelation zwischen Tastbefund und Sonogramm herbeizuführen, um ggf. mittels ultraschallgezielter Punktion weiter abzuklären. Andererseits sollte auch bei negativem Tastbefund und auffälligem Sonogramm bei kritischer Wertung des Bildes eine weitere Abklärung erfolgen. In diesem Zusammenhang sei nochmals auf den sicheren Nachweis von Konkrementen hingewiesen, wenn es um die weitere Klärung eines auffälligen Tastbefundes geht.

Bezieht man die Kapselbeurteilung unter dem bisher Gesagten mit ein, so hat die transrektale Prostatasonographie eine weitere Bedeutung bezüglich des Stagings, da gerade in diesem Punkt die konventionellen Methoden (mit Ausnahme der CT) diagnostische Lücken aufweisen. Die Diagnostik der Samenblasen betreffend gibt es derzeit keine nichtinvasive Methode mit gleich hohem Aussagewert. Dies betrifft sowohl die Diagnostik der Samenblasen selbst wie auch ihre Erfassung im Rahmen des Stagings. Eine Zusammenstellung der dia-

Tabelle 13. Diagnostische Kriterien der transrektalen Sonographie

Parameter	Normalbefund	BPH/Adenom	Prostatitis		PC
			akut	chronisch	
Form	Triangulär Halbmond-förmig	Ovalär Rund	Halbmond-förmig	Ovalär Rund Asymmetrisch	Birnenform Glockenform Irregulär
Diameter – Transversal – Sagittal – Longitudinal	Unauffällig	Vergrößert	Normal Gering vergrößert Normal	Vergrößert	Vergrößert Erheblich vergrößert Vergrößert
Struktur	Homogen	Homogen umschrieben, dichter, aber in sich homogen	Homogen Umschrieben Dichter	Inhomogen	Irregulär Inhomogen Ungeordnet (homogen!)
Kapsel	Glatt abgrenzbar, dünn	Glatt abgrenzbar, mäßig verdichtet	Glatt abgrenzbar	Glatt abgrenzbar, verdichtet	Verdichtet Unscharf Unterbrochen
Schalleitung	Gut	Gut	Gut	(gut)	Häufig Reduziert

gnostischen Kriterien ergeht aus Tabelle 13. Die gezielte Anwendung der transrektalen transversalen Prostatasonographie unter den verschiedenen pathomorphologischen Gesichtspunkten der möglichen Organerkrankungen vermittelt dem Kliniker für die jeweilige Fragestellung wichtige zusätzliche Informationen, die mit anderen Verfahren nicht erreicht werden können.

Literatur

1. Aghavaiah NV, Jordan WP (1979) Prostatic lymphography. J Urol 121: 178
2. Altwein JE (1983) Endokrinologie der Prostata. In: Frommhold W, Gerhardt P (Hrsg) Erkrankungen der Prostata. Klinisch-radiologisches Seminar Bd 13. Thieme, Stuttgart New York
3. Bartsch G, Egender G, Hübscher H, Rohr H (1982) Sonometrics of the prostate. J Urol 127: 1119–1121
4. Biersack HJ, Wegner G, Distelmaier W, Krause U (1979) Bedeutung der Vorsorgeuntersuchung beim Prostatakarzinom. Dtsch Aerztebl 17: 1143–1148
5. Blacklock NJ (1981) Morphology in health and disease. In: Duncan W (ed) Prostate cancer. Springer, Berlin Heidelberg New York (Recent results in cancer research, vol 78 p 23)
6. Brooman PJ, Griffiths GJ, Roberts EE, Peeling WB, Evans KT (1981) Transrectal ultrasonography in the evuluation of cancer of the prostate. In: Schulman CC (ed) Advances in diagnostic urology. Springer, Berlin Heidelberg New York p 158
7. Brooman PJC, Peeling WB, Griffiths GJ, Roberts E, Evans K (1981) A Comparison between digital examination and per-rectal ultrasound in the evaluation of the prostate. Br J Urol 53: 617
8. Byar DP, Mostofi FK (1972) Veterans administration cooperative urological research group: Carcinoma of the prostate. Prognostic evaluation of certain pathology features in 208 radical prostatectomies examined by the step-section technique. Cancer 30: 513
9. Carpentier PJ, Schlatmann TJM, Schröder FH (1981) Transrektaler Ultraschall – ein Parameter zur Beurteilung des Therapieerfolges beim Prostatakarzinom? Verh Ber Dtsch Ges Urol 32. Tagung. Springer, Berlin Heidelberg New York, S 94–98
10. Copeland MM (1965) American Joint Committee on cancer staging and end results reporting: Objectives and progress. Cancer 18: 1637–1640
11. Denis L (1981) Evaluation of lower urinary tract pathology by ultrasonography. In: Schulman CC (ed) Advances in diagnostic urology. Springer, Berlin Heidelberg New York, p 146
12. Denkhaus H, Dierkopf W, Donn F (1982) Die suprapubische Prostatasonographie zum Staging von Prostatakarzinomen. ROEFO 137 4: 410–416
13. Dhom G, Hautumm B (1975) Die Morphologie des klinischen Stadiums O des Prostatakarzinoms (incidental carcinoma). Urologe [A] 14: 105–111
14. Dhom G (1978) Aktuelle Probleme der Epidemiologie und Pathologie des Prostatakarzinoms. Dtsch Krebskongress 1976. Fischer, Stuttgart
15. Dhom G (1976) Pathology and classification of prostatic carcinoma. Prog Clin Biol Res 6: 111
16. Dhom G (1981) Pathologie des Prostatakarzinoms. Verh Dtsch Ges Urol. Springer, Berlin Heidelberg New York, S 9
17. Eder M (1979) Pathologische Anatomie des Prostatakarzinoms beim Menschen. In Schmiedt E, Bauer HW (Hrsg): Diagnostik und Therapie des Prostatakarzinoms. (Beiträge zur Urologie, Bd 1). Karger, München
18. Eisenberger F (1983) Therapie gutartiger Erkrankungen der Prostata. In: Paul G (Hrsg) Frommhold W, Erkrankungen der Prostata. Thieme, Stuttgart New York, S 68
19. Englmeier KH (1982) Bildanalyse transrektaler Ultraschalltomogramme in der Diagnostik von Prostataveränderungen. Diplomarbeit, FH Heilbronn, Universität Heidelberg
20. Fox M (1963) The national history and significance of the stone formation in the prostatic gland. J Urol 89: 716–727
21. Frentzel-Beyme B, Schwarz J, Aurich B (1982) Das Bild des Prostataadenoms und -karzinoms bei der transrektalen Sonographie. ROEFO 137 3: 261–268
22. Gammelgaard J, Holm HH (1981) Transurethral Scanning of the prostate. In: Watanabe H, Holmes JH, Holm HH, Goldberg BB (eds) Diagnostic ultrasound in urology and nephrology, Igaku-Shoin, Tokyo New York, p 153

23. Goldberg BB, Pollack HM (1972) Ultrasonic aspiration transducer. Radiology 102: 187
24. Gotoh K, Nishi M (1965) Ultrasonic diagnosis of prostatic cancer. Acta Urol Jpn 87
25. Harada K, Takahashi Y, Igari D, Numata I, Orikasa S (1980) Clinical evaluation of inside cho patterns in gray scale prostatic echography. J Urol 124: 216
26. Harada K (1981) Prostatic calculi. In: Watanabe H, Holmes JH, Holm HH, Goldberg BB (eds) Diagnostic ultrasound in urology and nephrology. Igaku-Shoin, Tokyo New York, 171
27. Harbitz ThB, Haugen OA (1972) Histology of the prostate in elderly men, a study in an autopsy series. Acta Pathol Microbiol Scand [A] 80: 756–568
28. Hastak SM, Gammelgaard J, Holm HH (1982) Transrectal ultrasonic Volume determination of the prostate – a preoperative and postoperative study. J Urol 127: 1115
29. Heckemann R, Seidel KJ (1982) In-vitro und in-vivo Darstellungen von Punktionsinstrumenten im sonographischen Echtzeitbild. 1. Mitteilung: Punktionsnadeln. Ultraschall 3: 18
30. Heckemann R, Seidel KJ (1982) In-vitro und in-vivo Darstellungen von Punktionsinstrumenten im sonographischen Echtzeitbild. 2. Mitteilung: Plastikinstrumente. Ultraschall 3: 79
31. Henneberry M, Carter MF, Neiman HL (1979) Estimation of prostatic size by suprapubic ultrasonography. J Urol 121: 615
32. Holm HH, Gammelgaard J (1981) Ultrasonically guided precise needle placement in the prostate and seminal vesicles. J Urol 125: 385
33. Holm HH, Northevel A (1974) A transurethral ultrasonic Scanner. J Urol 111: 238–241
34. Hølund B (1980) Latent prostatic carcinoma in a consecutive autopsy series. Scand J Urol Nephrol 14: 29–35
35. Horio Y (1967) On the morphological alteration of the prostate gland in aging. Nippon Hinyokika Gakkai Zasski 58: 783
36. Jacobi GH, Fricke E, Baba S, Riedmiller H, Hohenfellner R (1981) Mainzer Prostatakarzinom-Kartei: I. Parameter der Stadienabklärung innerhalb von 30 Jahren (667 Fälle)
37. Jacobi GH (1982) Tumoren der Prostata und Samenblasen. In: Hohenfellner R, Zingg EJ (Hrsg) Urologie in Klinik und Praxis. Thieme, Stuttgart New York, S 574
38. Kastendieck H (1980) Prostatic carcinoma, aspects of pathology, prognosis and therapy. J Cancer Res Clin Oncol 96: 131–156
39. Kastendieck H, Bressel M (1980) Vergleichende Analyse der klin. u. morphologsichen Klassifikation (Staging) von 165 Prostatakarzinomen nach radikaler Prostatektomie. Urologe [A] 19: 331–339
40. King WW, Wilkiemeyer RM, Boyce WH, Mc Kinney WM (1973) Current Status of prostatic echography. J A M A 226: 444
41. Klosterhalfen H, Altenähr E, Franke HD (1982) Das Prostatakarzinom, Pathologie-Diagnostik-Therapie. Thieme, Stuttgart New York, S 7
42. Krauss DJ, Lilien OM (1975) The benign killer: Carcinoma of the prostata. J Urol 113: 820
43. Leistenschneider W, Nagel R (1978) Zytologische Diagnose und Klassifizerung entzündlicher Prostataerkrankungen. Acta Urol 9: 185
44. Leistenschneider W, Nagel R (1979) The cytologic differentiation of prostatitis. Pathol Res Pract 165: 429
45. Lutz H, Weidenkiller S, Rettenmaier G (1973) Ultraschallgezielte Feinnadelpunktion der Leber. Schweiz Med. Wochenschr 103 (29): 1030
46. Mamtora H, Gowland MR, Isherwood I (1981) Diagnostic imaging. In: Duncan W (ed) Prostate cancer. Springer, Berlin Heidelberg New York, p 76
47. Mauermayer W (1981) Transurethrale Operationen. Springer, Berlin Heidelberg New York, S 68
48. McCullough DL (1978) Diagnosis and staging of prostatic cancer. In: Skinner DG, de Kernion JB (eds) Genitourinary cancer. Saunders, Philadelphia, 295
49. McNeal JE (1968) Regional morphology and pathology of the prostate. Am J Clin Pathol 49: 347–357
50. McNeal JE (1972) The prostate and prostatic urethra: a morphologic synthesis. J Urol 107: 1008–1016
51. McNeal JE (1978) Origin and evolution of benign prostate enlargement. Invest Urol 15: 340–345
52. McNeal JE (1979) New Morphologic findings relevant to the origin and evolution of carcinoma of the prostate and BHP. In: Coffey DS, Isaacs JT (eds) Prostate cancer. UICC, Genf, p 37
53. Mostofi FK, Price EB jun (1973) Tumors of the male genital System. Atlas of Tumor Pathology, Vol VIII/2 Ser. Armed Forces Institute VIII/2 Series p 178

54. Murphy GP, Whitmore WF jun (1979) A report of the Workshop on the current status of the histologic grading of the prostate cancer. Cancer 44: 1490–1494
55. Nagel R, Leistenschneider W (1982) Unspezifische Entzündungen der Harnröhre und männlichen Adnexe. In: Hohenfellner R, Zingg EJ (Hrsg) Urologie in Klinik und Praxis. Thieme, Stuttgart New York
56. Ohe H (1981) Benign prosatic hypertrophy. In: Watanabe H, Holmes JH, Holm HH, Goldberg BB (eds) Diagnostic Ultrasound in urology and nephrology. Igaku-Shoin, Tokyo New York, p 123
57. Pagano F, Lembo A, Zattoni F, Laurini L, Faveri DDe, Vigo M (1981) The value of pelvic computed tomography in prostatic carcinoma. In: Schulman CC (ed) Advances in Diagnostik Urology. Springer, Berlin Heidelberg New York, p 203
58. Pedersen JF, Cowan DF, Kristensen JK, Holm HH, Hancke S, Jensen F (1976) Ultrasonically-guided percutaneous nephrostomy. Radiology 119: 429
59. Pedersen JF (1977) Percutaneous puncture guided by ultrasonic multitransducer scanning. JCU 5: 175
60. Poisel S, Maurer H (1982) Anatomie. In: Hohenfellner R, Zingg EJ (Hrsg) Urologie in Klinik und Praxis. Thieme, Stuttgart New York, S 20
61. Reindl P, Carl P Diagnostische Kriterien des Prostatakarzinoms mit der transrektalen Prostatasonographie. 3. Reunion der Deutschen Sektion der Amerikanischen Konföderation für Urologie, Sept. 1981 Tübingen.
62. Reindl P, Carl P Transrektale Sonographie bei chron. Prostatitis, 2. Int. Arbeitstagung „Chronische Prostatitis“ Nov. 1981, Bad Nauheim.
63. Reindl P (1982) Transrektale Sonographie der Prostata. MMW 124 19: 478
64. Reindl P (1982) Darstellung der Prostata mittels transrektaler Sonographie. Morphol Med 2: 75–80
65. Reindl P (1983) Transrektales Sonogramm der Prostataregion nach transurethraler Resektion. In: Frommhold W, Paul G (Hrsg) Erkrankungen der Prostata. Thieme, Stuttgart New York, S 68
66. Resnick MI, Willard JW, Boyce WH (1977) Recent progress in ultrasonography of the bladder and prostate. J Urol 117: 444
67. Resnick M (1981) Non-invasive techniques in evaluation patients with carcinoma of the prostate. J Urol [Suppl] 17: 25
68. Rummelhardt S (1976) Prostatic cancer as an incidental finding on prostatectomy. Prog Clin Biol Res 6: 95
69. Saitoh M (1981) Needle placement with real-time guidance. In: Watanabe H, Holmes JH, Holm HH, Goldberg BB (eds) Diagnostic ultrasound in urology and nephrology. Igaku-Shoin, Tokyo New York, p 243
70. Schmiedt E (1979) Diagnostik und Therapie des Prostatakarzinoms. Beiträge zur Urologie, Bd 1. Karger, München
71. Schüller J, Walther V (1983) Transrektale Ultraschalltomographie mit einem elektronischen Linearscanner. Ultraschall 4: 7–12
72. Sekine H, Oha K, Takehara Y (1982) Transrectal longitudinal ultrasonotomography of the prostate by electronic linear scanning. J Urol 127: 62
72a. Spiessl B, Scheibe O, Wagner G (1982) TNM-Atlas. Springer, Berlin Heidelberg New York, S 150
73. Takahashi H, Ouchi T (1963) The ultrasonic diagnosis in the field of urology (the 1st report). Proc Jpn Soc Ultrasonics Med, Oct. 1963 7
74 Tawahashi Y, Watanabe H, Ilgari D, Harada K, Saitoh M (1975) Volume estimation of the seminal vesicles by means of transrectal ultrasonotomography: A preliminary report. Br J Urol 47: 695–702
75. Tawahashi Y (1981) Seminal vesicles. In: Watanabe H, Holmes JH, Holm HH, Goldberg BB (eds) Diagnostic ultrasound in urology and nephrology. Igaku-Shoin, Tokyo New York
76. Tisell LB, Salander H (1975) The lobes of the human prostate. Scand J Urol Nephrol 9: 185–191
77. Walz PH, Alken P, Hutschenreiter G (1980) Ultraschalluntersuchung von Prostata und Samenblasen. Ultraschall 1: 158–164
78. Watanabe H, Igari D, Tawahashi Y, Harada K, Saitoh M (1975) Transrectal ultrasonotomography of the prostate. J Urol 114: 734

79. Watanabe H, Kato H, Kato T, Tanaka M, Terasawa Y (1968) Diagnostic application of the ultrasonotomography of the prostate. Nippon Hinyokika Gakkai Zasski 59: 273
80. Watanabe H (1981) General review of diagnostic ultrasound in urology and nephrology. In: Watanabe H, Holmes JH, Holm HH, Goldberg BB (eds) Diagnostic ultrasound in urology and nephrology. Igaku-Shoin, Tokyo New York, p 12
81. Watanabe H (1981) Transrectal Scanning, Process of Development. In: Watanabe H, Holmes JH, Holm HH, Goldberg BB (eds) Diagnostic ultrasound in urology and nephrology. Igaku-Shoin, Tokyo New York, p 79
82. Watanabe H (1981) Instrumentation and techniques. In: Watanabe H, Holmes JH, Holm HH, Goldberg BB (eds) Diagnostic ultrasound in urology and nephrology. Igaku-Shoin, Tokyo New York, p 119
83. Watanabe H (1981) Prostatic cancer. In: Watanabe H, Holmes JH, Holm HH, Goldberg BB (eds) Diagnostic ultrasound in urology and nephrology. Igaku-Shoin, Tokyo New York, p 130
84. Whitmore WF jun (1956) Mormone therapy in prostatic cancer. Am J Med 21: 697–700
85. Wild JJ, Reid JM (1957) Progress in the techniques of soft tissue examination by 15 MC pulsed ultrasound. Ultrasound in biology and medicine. Waverly, Baltimore, p 30

Sachverzeichnis

Kursive Seitenzahlen weisen auf die Hauptbehandlung im Text hin